医学高等专科生学习指导丛书

中央广播电视大学医科大专指定辅导教材

护理药理学学习指导

主　编　肖顺贞　孙颂三

编　者（按章节先后次序）

肖顺贞（北京大学护理学院）

孙颂三（首都医科大学药理系）

郭　维（北京大学药学院）

赵友文（北京大学第六医院）

唐　玉（首都医科大学药理系）

陆权素（北京大学第三医院）

马俊江（北京大学基础医学院）

杨燕琼（北京海淀走读大学）

李　宁（北京大学护理学院）

北京大学医学出版社

HULI YAOLIXUE XUEXI ZHIDAO

图书在版编目（CIP）数据

护理药理学学习指导/肖顺贞，孙颂三主编．—北京：北京大学医学出版社，2001.2（2014.6 重印）
ISBN 978-7-81071-178-4

Ⅰ. 护… Ⅱ. ①肖…②孙… Ⅲ. 护理学－药理学－医学院校－教学参考资料 Ⅳ. R96

中国版本图书馆 CIP 数据核字（2007）第 013885 号

护理药理学学习指导

主　编：肖顺贞　孙颂三
出版发行：北京大学医学出版社（电话:010-82802230）
地　址：（100191）北京市海淀区学院路 38 号　北京大学医学部院内
网　址：http://www.pumpress.com.cn
E - mail：booksale@bjmu.edu.cn
印　刷：莱芜市圣龙印务有限责任公司
经　销：新华书店
责任编辑：安　林　责任校对：何　力　责任印制：张京生
开　本：787mm×1092mm　1/16　印张：10.25　字数：256 千字
版　次：2001 年 2 月第 1 版　2014 年 6 月第 15 次印刷
书　号：ISBN 978-7-81071-178-4
定　价：15.20 元

目　录

第一章 绪 言

学习要点

熟悉药理学是一门为临床合理用药提供基本理论依据的学科。它的任务是研究药物和机体相互作用规律与作用机制的科学。包括药效动力学（即研究药物对机体的作用规律及作用机制）和药代动力学（即药物在机体内吸收、分布、代谢和排泄过程中，药效和血药浓度消长规律）两方面。同时还担负寻找新药和发展生物科学的任务。

了解护理药理学是以人为对象，研究临床如何合理用药和护士在合理用药中的地位及药疗监护作用。

了解药物治疗中的护理须知，护士应严格按医嘱给病人用药。在执行医嘱前应了解患者的病情和诊断，明确用药目的，掌握所用药物的药理作用、给药途径、剂量、用法、不良反应及其防治措施、注意事项等。

测 试 题

一、单选题

1. 药理学是（　　）
   A. 研究药物代谢动力学
   B. 研究药物效应动力学
   C. 研究药物与机体相互作用规律及作用机制的科学
   D. 研究药物临床应用的科学
   E. 研究药物化学结构的科学
2. 药效动力学是研究（　　）
   A. 药物对机体的作用和作用规律的科学
   B. 药物作用原理的科学
   C. 药物临床用量
   D. 药物对机体的作用规律和作用机制的科学
   E. 药物的不良反应

二、名词解释

1. 药理学　2. 药效动力学　3. 药代动力学

参 考 答 案

一、单选题

（1）C　（2）D

二、名词解释

(1) 研究药物与机体相互作用规律及作用机制的科学。

(2) 研究药物对机体的作用规律和机制。

(3) 是阐明机体对药物的作用，即药物在机体内吸收、分布、代谢和排泄过程中的药效和血药浓度消长的规律。

（肖顺贞）

第二章　药物效应动力学

学 习 要 点

药效学是研究药物对机体的作用、作用机制、量效关系和有关影响因素的科学。

熟悉药物的基本作用表现为兴奋和抑制。掌握药物作用的选择性概念，即在治疗剂量时，药物只选择性对某一个或几个器官组织产生明显作用，而对其他器官组织不产生作用，其原因是由于药物对这些器官组织具有的亲和力或是机体器官组织对该药物敏感性差异所致。选择性高的药物针对性强，选择性低的药物作用广，临床应用时副作用多。了解药物作用方式有局部作用和吸收作用，直接作用与间接作用。从药物作用的临床效果可分为治疗作用和不良反应。熟悉不良反应是指用药后出现与治疗目的无关的作用，如副作用、毒性反应、变态反应、后遗效应、继发反应和致畸、致突变等。

熟悉药物作用的个体差异，如有的个体对药物特别敏感，很小剂量就可以达到应有效应，常规剂量就产生过强效应，甚至毒性反应，称之高敏性；而有些个体对药物敏感性低，需加大剂量才能达到应有的药效，则为机体对药物产生耐受性。

药物剂量是指药物的用量。掌握治疗量是能对机体产生明显效应而又不引起毒性反应的剂量；极量是由国家药典规定允许使用的最大剂量，也是医生用药选择剂量的最大限度。临床的最小有效量和极量之间的范围称为药物的安全范围，药物的安全范围越大用药越安全，反之则易中毒。

了解量效反应曲线。典型的量效关系曲线常呈长尾S型，若改为对数剂量则曲线接近对称S型。熟悉药物一般随剂量增加，药效相应增大，达到最大的效应称之效能，而效价强度则指该药达到一定药效时所需的剂量。治疗指数是用来估计一个药物的安全性，通常用LD50/ED50的比值来表示。

了解药物作用机制（原理）。大多通过的方式有①改变细胞周围环境理化条件，②参加或干扰细胞物质代谢过程，③通过对体内某些酶的抑制或促进而起作用，④对细胞膜作用，⑤改变生理递质的合成、释放、储存或激素的分泌（改变机体内活性物质的释放）等。

以受体学说来阐明药物作用机制已占重要地位、掌握药物与受体结合产生效应须具备两个条件，一是药物与受体相结合的能力即亲和力，二是内在活性，药物激动受体的能力，即药物能产生效应的能力。由此将药物分为三类：①激动剂：指药物与受体有较强的亲和力，并有较强的内在活性，能兴奋受体产生明显效应；②拮抗剂：指药物与受体亲和力很强但没有内在活性，能阻断激动剂和受体的结合，与激动剂有对抗作用；③部分激动剂：本类药与受体有亲和力，但只有弱的内在活性，单用时能产生较弱的效应，与激动剂合用时，则表现为削弱激动剂的作用。

熟悉几种药合用可引起协同作用或拮抗作用，协同作用又分相加作用即药效为各药单用效应之和，增强作用则指两药合用效应大于相加作用，而拮抗作用为两药合用，作用相互抵消。

测 试 题

一、单选题

1. 药物的治疗指数是（　　）
   A. ED90/LD10 的比值
   B. ED10/ED90 的比值
   C. ED5/LD95 的比值
   D. LD50/ED50 的比值
   E. ED50/LD50 的比值
2. 部分激动剂是（　）
   A. 与受体亲和力强，无内在活性
   B. 与受体亲和力强，内在活性强
   C. 与受体亲和力强，内在活性弱
   D. 与受体亲和力弱，内在活性弱
   E. 与受体亲和力弱，内在活性强
3. 注射青霉素过敏引起过敏性休克是（　　）
   A. 副作用
   B. 毒性反应
   C. 后遗效应
   D. 继发效应
   E. 变态反应

二、多选题

1. 药物的不良反应包括有（　　）
   A. 副作用
   B. 毒性反应
   C. 致畸、致癌和致突变
   D. 后遗效应
   E. 变态反应
2. 药物作用机制大多通过的方式有（　）
   A. 参与或干扰细胞代谢过程
   B. 作用于细胞核的离子通道
   C. 对体内某些酶的影响
   D. 影响核酸代谢
   E. 对细胞膜的作用
3. 几种药物联合应用总的药效大于各药单独作用之和时，称为药物的（　）
   A. 相加作用
   B. 增强作用
   C. 拮抗作用
   D. 联合作用
   E. 协同作用

三、名词解释

1. 不良反应　2. 效能　3. 效价强度　4. 治疗量（有效量）　5. 极量
6. 安全范围　7. 受体激动剂　8. 受体拮抗剂

四、问答题

1. 试述药物作用的选择性及其临床意义。

参 考 答 案

一、单选题

(1) D　　(2) C　　(3) E

二、多选题

(1) ABCDE　(2) ACDE　(3) BE

三、名词解释

(1) 用药后出现与治疗目的无关的作用。
(2) 药物一般随剂量增加，药效相应增大，达到最大的效应称之效能。
(3) 表示某药达到一定药效时所需的剂量。
(4) 能对机体产生明显药效而又不引起毒性反应的剂量。
(5) 是由国家药典规定允许使用的最大剂量，也是医生用药选择剂量的最大限度。
(6) 最小有效量和极量之间的范围。
(7) 药物与受体有较强的亲和力，并有较强的内在活性，能激动受体，产生明显效应。
(8) 药物与受体亲和力强，但无内在活性，能阻断激动剂与受体的结合，拮抗激动剂作用。

四、问答题

(1) 在治疗量时药物选择性对某一个或几个器官组织产生明显作用，而对其他器官组织不产生作用。由于药物对这些器官组织具有较大亲和力或机体的组织器官对该药物敏感性有差异。选择性高的药物针对性强，选择性低的药物，作用广，临床应用副作用多。

（肖顺贞）

第三章　药物代谢动力学

学习要点

本章是研究机体对药物的处置过程及体内血药浓度随时间变化的规律，包括药物的吸收分布，代谢和排泄等过程。掌握药物的转运（吸收，分布，排泄）和转化（代谢）概念，药代动力学基本参数概念及其意义。

掌握被动转运特点是（绝大多数药物在体内属被动转运包括扩散和滤过）：①依赖膜两侧浓度差，从高浓度一侧向低浓度侧扩散，达平衡时为止；②不消耗能量；③不需载体，故无饱和性和竞争抑制；④脂溶性大，分子量小，极性小及非解离型药物易转运。其中以“解离度”影响较大。

熟悉体液 pH 值改变对药物转运的影响，其影响规律是：①弱酸性药物在酸性环境中（pH 较低）非解离型多，易转运，吸收多，但在弱碱性环境中恰相反，解离型多，吸收少；②弱碱性药物在碱性环境中（pH 较高）非解离型多，吸收多，但在酸性环境中恰相反，解离型多，吸收少。其实际意义是通过调节体液环境 pH，可以促进或减少药物的转运，如弱酸性药苯巴比妥中毒，用碳酸氢钠加速排出。

熟悉主动转运的特点是：①逆浓度梯度进行；②需要消耗能量；③需特异载体，有饱和性和竞争性抑制。

熟悉药物的吸收：①吸收速度影响药物作用出现快慢；②吸收程度影响作用强弱。

熟悉首关效应（首过效应）：指某些药口服经肠粘膜及肝脏时被代谢灭活，使进入体循环的药量明显减少的现象。

熟悉生物利用度：指药物被机体吸收进入体循环的相对分量和速度。以 F 表示，F = A（进入血循环药量）/D（服药剂量）。有些药物如地高辛生物利用度有较大差异，影响吸收。F 也是检验药品质量的指标之一。

熟悉药物分布：药物从血液向组织器官转运的过程，多数药物在体内不均匀分布。取决于药物理化性质，药物与血浆蛋白结合率，器官血流量，药物与组织亲和力，体液 pH 及特殊屏障（血脑、和胎盘屏障）等。

了解药物血浆蛋白结合率：治疗剂量下药物与血浆蛋白结合的百分率。结合型药物特点：①暂时失去药理活性；②不能跨膜转运；③不能代谢和排泄，结合疏松，可逆。临床意义：当两种血浆蛋白结合率高的药物联用时，发生竞争与蛋白结合现象，引起血浆中游离型药物浓度改变，产生药物效应变化。如双香豆素和保泰松合用，引起竞争抑制，使双香豆素浓度增高，作用增强或中毒。此外血浆蛋白含量过低（肝、肾功能不良者）也影响结合率。

熟悉转化代谢的酶：多数药物依赖酶催化，①特异性高的酶，如乙酰胆碱酯酶、单胺氧化酶；②非特异性酶，肝微粒体混合功能氧化酶系统（简称肝药酶）。肝药酶诱导剂（酶促剂）：如苯巴比妥、苯妥因钠、利福平等能增强肝药酶活性。肝药酶抑制剂（酶抑剂）：如氯霉素、西米替丁、异烟肼等能减弱肝药酶活性。

其临床意义是：如酶促剂或酶抑剂与可被肝药酶转化的药物合用时，通过药物的转化而影响药效。酶促剂增加转化使药理效应比单用时弱，酶抑剂则相反，效应增强。

熟悉主要经肾排泄途径，游离型及其代谢物经肾小球滤过，进入肾小管。临床意义是两种药物经肾小管分泌（主动转运）以同一载体转运，可发生竞争性抑制，影响排泄；改变尿液 pH 可影响药物解离度，可减少排泄（增效）或加速排泄（解毒）。

掌握肝肠循环：某些药物自胆汁排入十二指肠的结合型药物，在肠内水解后，经小肠再吸收入体循环。一般可使药物作用时间延长，如洋地黄毒苷。

药物代谢动力学的一些基本参数及概念？

熟悉时量（效）关系：指药物进入体内，血药浓度随时间变化的过程，从一次给药后的时量曲线可见药物吸收、分布和消除的动力学规律，为临床制定给药剂量和间隔时间等提供依据。

熟悉药物消除动力学：根据药物在体内转运和转化规律，按两种方式：①一级动力学消除（恒比消除）：指单位时间内体内消除恒定比例的药量，即每一定时间内血药浓度降低恒定比值，血浓度越高，单位时间内消除药量越多，血浆半衰期是恒定的，临床绝大多数药按一级动力学消除。②零级动力学消除（恒量消除）：指每单位时间内消除恒定数量的药物，即每一定时间内血药浓度降低恒定数量，血浆半衰期是不恒定数值。常由于血药浓度过高，超出机体消除能力的极限。符合零级动力学消除的药物极少。

掌握血浆半衰期：指血浆药物浓度下降一半时所需时间，是表达另一种消除的重要基本参数，对制定给药方案、间隔时间提供重要依据。一般情况下，一次给药后，经 5 个半衰期，约 96%以上药物被消除。每隔一个半衰期给药，约经 5 个半衰期可达稳态血浓度（坪值）。

了解表观分布容积：指理论上或计算所得 $Vd = A$（体内药物总量）$/C_0$（初始血药浓度），药物应占有的体液容积，（并非是真正占有容积），其意义是作为了解药物在体内分布情况或利用 Vd 值可从血药浓度计算出体内药物总量，或要求达某一血药浓度时所需的药物剂量。

熟悉稳态血浓度（坪值）：临床采用连续多次给药，以维持有效血药浓度，避免中毒。等量多次给药，在以恒速恒量（静滴或半衰期间隔连续多次口服）血药浓度逐渐上升，经 5 个半衰期后，吸收速度与消除达平衡，血药稳定在一定水平，此血药浓度称为稳态血浓度。单位时间内用药量不变，缩短给药间隔时间，可减少血药峰值（高限）与谷值（低限）范围内波动，若延长给药时间，则加大血药的波动。若迅速使血药达到坪值，首次给药剂量加倍，若增加药量只能增高血药浓度，不能加速到达稳态血浓度的时间。

测 试 题

一、单选题

1. 药物的吸收过程是指（　）
   A. 药物与作用部位结合
   B. 药物进入胃肠道
   C. 药物随血液分布到各组织器官
   D. 药物从给药部位进入血液循环
   E. 静脉给药

2. 药物的肝肠循环可影响（　）
   A. 药物的体内分布
   B. 药物的代谢

C. 药物作用出现快慢

D. 药物作用持续时间

E. 药物的药理效应

3. 下列易被转运的条件是（ ）

A. 弱酸性药在酸性环境中

B. 弱酸性药在碱性环境中

C. 弱碱性药在酸性环境中

D. 在碱性环境中解离型药

E. 在酸性环境中解离型药

4. 弱酸性药在碱性尿液中（ ）

A. 解离少，再吸收多，排泄慢

B. 解离少，再吸收少，排泄快

C. 解离多，再吸收多，排泄慢

D. 解离多，再吸收少，排泄快

E. 解离多，再吸收多，排泄快

5. 药物作用开始快慢取决于（ ）

A. 药物的转运方式

B. 药物的排泄快慢

C. 药物的吸收快慢

D. 药物的血浆半衰期

E. 药物的消除

6. 某药达稳态血浓度，中途停药，再达稳态血浓度时间还需要（ ）

A. 1个半衰期

B. 3个半衰期

C. 5个半衰期

D. 7个半衰期

E. 以上都不是

7. 药物的血浆半衰期指（ ）

A. 药物效应降低一半所需时间

B. 药物被代谢一半所需时间

C. 药物被排泄一半所需时间

D. 药物毒性减少一半所需时间

E. 药物血浆浓度下降一半所需时间

8. 药物从体内消除的速度快慢主要决定其（ ）

A. 药效出现快慢

B. 临床应用的价值

C. 作用持续时间及强度

D. 不良反应的大小

E. 疗效的高低

9. 下列药物被动转运的错误项是（ ）

A. 膜两侧浓度达平衡时停止

B. 从高浓度侧向低浓度侧转运

C. 不受饱和及竞争性抑制影响

D. 转运需载体

E. 不耗能量

10. 经肝药酶代谢的药物与肝药酶诱导剂合用后其效应可（ ）

A. 无变化

B. 作用减弱

C. 作用消除

D. 作用增强

E. 作用完全改变

11. 下列对肝药酶错误的叙述是（ ）

A. 肝药酶专一性低

B. 肝药酶活性有限

C. 药物代谢消除的最主要方式

D. 有些药可减弱肝药酶的活性

E. 有些药可增强肝药酶的活性

12. 某药半衰期为 24 小时，按半衰期给药达坪值时间应（ ）

A. 1日

B. 3日

C. 5日

D. 7日

E. 9日

13. 下列一级动力学消除论述的错误项是（ ）

A. 常用药物治疗量多以此方式消除

B. 体内药物按恒比消除

C. $t_{1/2}$是恒定不变的

D. 多次给药消除时间延长

E. 血药消除量与浓度成正比

14. 按一级动力学消除的药物，其血浆半衰期数值是（ ）

A. 固定不变，药物之间有差异

B. 不固定，随药物剂量而变

C. 不固定，随给药途径而变

D. 不固定，药物之间无差别

E. 固定不变，药物之间无差异

15. 下列零级动力学消除论述的错误项是（　）

A. 体内药物按恒量消除

B. $t_{1/2}$是不恒定的

C. 单位时间消除量与血药浓度相关

D. 无稳态血浓度

E. 药物消除时间延长

16. 下列表观分布容积（Vd）论述的错误项是（　）

A. Vd 值大，血药浓度高

B. Vd 值小，血药浓度高

C. 以 Vd 和血药浓度推算体内总药量

D. 以 Vd 和达需要有效血药浓度推算所需药量

E. Vd 可了解体内药物分布状况

17. 恒量恒速给药经 5 个半衰期最后达到的血药浓度称为（　）

A. 有效血浓度

B. 最小中毒浓度

C. 最高峰浓度

D. 最低血浓度

E. 稳态血浓度

18. 下列负荷量论述的错误项是（　）

A. 口服首次加倍的剂量

B. 按 $t_{1/2}$给药首剂加倍量迅速达坪值

C. 首次加倍经 5 个半衰期达坪值

D. 指首剂增大的剂量

E. 病情危重需迅速达有效血浓度

19. 具有首关（首过）效应的给药途径是（　）

A. 静脉注射

B. 肌肉注射

C. 直肠给药

D. 口服给药

E. 舌下给药

20. 下列口服给药错误的叙述项是（　）

A. 口服给药是最常用的给药途径

B. 口服给药不适用于昏迷危重患者

C. 口服给药不适用于首关效应大的药物

D. 大多数药物口服吸收快而完全

E. 胃肠道刺激性大的药物不适用于口服

21. 下列药物和血浆蛋白结合后错误的叙述项是（　）

A. 结合后可通过生物膜转运

B. 结合后暂时失去药理活性

C. 是一种疏松可逆的结合

D. 结合率受血浆蛋白含量影响

E. 结合后不能通过生物膜

22. A. 和 B 两药竞争性与血浆蛋白结合，单用 A 药 $t_{1/2}$为 3 小时，两药合用后 $t_{1/2}$是（　）

A. 小于 3 小时

B. 大于 3 小时

C. 等于 3 小时

D. 大于 15 小时

E. 以上都不是

23. 药物在体内代谢和被机体排出体外称（　）

A. 解毒

B. 灭活

C. 消除

D. 排泄

E. 代谢

24. 体内药物浓度超出其代谢消除能力时，其消除方式是（　）

A. 经肠道排出

B. 经肝代谢消除

C. 按一级动力学消除

D. 按零级动力学消除

E. 经肾排出

25. 体液的 pH 可影响药物跨膜转运，主要是改变其（　）

A. 药物的脂溶性

B. 药物的水溶性

C. 分子量大小

D. 药物的解离度

E. 化学结构

二、多选题

1. 影响药物体内分布的因素有（　　）
   A. 药物与血浆蛋白结合率
   B. 体内特殊屏障
   C. 给药途径
   D. 药物理化性质及体液 pH
   E. 器官血流量
2. 静脉注射的优点（　　）
   A. 作用快
   B. 适用于急救危重病人
   C. 避免首关效应
   D. 油溶液和混悬液均可注射
   E. 剂量准确
3. 舌下给药的优点是（　　）
   A. 避免胃液破坏
   B. 避免肝肠循环
   C. 避免首关效应的消除
   D. 吸收慢
   E. 适用于剂量小，脂溶性高的药物
4. 肝药酶诱导剂能使（　　）
   A. 某些药物半衰期延长
   B. 增强药酶活性或促进药酶合成
   C. 增强疗效
   D. 某些药物代谢加快
   E. 本身代谢加速
5. 被动转运的特点（　　）
   A. 不耗能
   B. 逆浓度差转运
   C. 顺浓度差转运
   D. 有饱和性和竞争性
   E. 需载体
6. 弱酸性药物在碱性尿液中（　　）
   A. 排泄加快
   B. 排泄减慢
   C. 排泄不变
   D. 易被重吸收
   E. 不易重吸收
7. 药物的血浆半衰期临床意义是（　　）
   A. 给药间隔时间的重要依据
   B. 预计一次给药后药效持续时间
   C. 预计多次给药后达稳态血浓度时间
   D. 可确定每次给药剂量
   E. 预计药物在体内消除时间
8. 药物的一级动力学消除是（　　）
   A. 大多数药物按此方式进行
   B. 其消除速率表示单位时间消除实际量
   C. 药物半衰期为不恒定值
   D. 药物半衰期与血药浓度高低有关
   E. 药物半衰期与血药浓度高低无关
9. 如单位时间给药总量不变，则（　　）
   A. 恒速恒量静滴平稳达稳态血浓度
   B. 不因给药速度加快而提前达稳态血浓度
   C. 不因给药速度减慢而延迟达稳态血浓度
   D. 缩短给药间隔，血药浓度波动减少
   E. 延长给药间隔，血药浓度波动加大

三、名词解释

1. 首关效应（首过效应）　2. 生物利用度　3. 血浆蛋白结合率　4. 肝药酶诱导剂
5. 肝药酶抑制剂　6. 肝肠循环　7. 血浆半衰期　8. 零级动力学消除
9. 一级动力学消除　10. 表观分布容积　11. 稳态血药浓度　12. 药物的机体消除

四、问答题

1. 试述被动转运和主动转运的特点。

2. 试述血浆半衰期及其临床意义。
3. 简述酶诱导剂及其临床意义。
4. 简述药物代谢动力学在临床应用的意义。

参考答案

一、单选题

1.D 2.D 3.A 4.D 5.C 6.C 7.E 8.C
9.D 10.B 11.C 12.C 13.D 14.A 15.C 16.A
17.E 18.C 19.D 20.D 21.A 22.A 23.C 24.D
25.D

二、多选题

1.ABDE 2.ABCE 3.ACE 4.BDE 5.AC 6.AE 7.ABCE
8.AE 9.ABCDE

三、名词解释

1. 首关效应（首过效应）：指某些口服用药后经肠粘膜及肝脏被代谢灭活，进入体循环的药量明显减少的现象。
2. 生物利用度：指药物被机体吸收进入体循环的相对分量和速度。
3. 血浆蛋白结合率：指治疗剂量下药物与血浆蛋白结合的百分率。
4. 肝药酶诱导剂：指能增强药酶活性或加速药酶合成，能加速其他药代谢的药物。
5. 肝药酶抑制剂：指能抑制药酶活性或减少药酶合成，能减慢其他药代谢的药物。
6. 肝肠循环：某些药物或代谢物经胆汁排泄进入肠道水解后，再吸收入血，这种胆汁排泄又重吸收的现象称肝肠循环。
7. 血浆半衰期：指血浆中药物浓度下降一半所需时间。
8. 零级动力学消除：指每单位时间消除恒定数量的药物（恒量消除），其速度与血药浓度无关，故 $t_{1/2}$不恒定。常因体内血药浓度超出机体消除能力，当血药浓度降到最大消除能力以下，可转为按一级动力学消除。
9. 一级动力学消除：指单位时间消除恒定比例的药量（恒比消除），血药浓度按等比级数衰减，血浆药物消除速度与血浆药物浓度成正比，故 $t_{1/2}$恒定，大多数药物以此方式消除。
10. 表观分布容积：指药物体内的药量除以初始血药浓度的比值，并不代表体内真实容积，仅表示分布广窄程度。
11. 稳态血药浓度：恒速恒量或按半衰期连续多次给药后经5个 $t_{1/2}$，药物吸收与消除速度达平衡，血药浓度相对稳定在一定水平，称稳态血浓度（坪值）。
12. 药物的机体消除包括代谢及排泄两个过程。

四、问答题

1. 被动转运特点是：（1）顺浓度差（梯度）进行，达膜两侧平衡为止；（2）不耗能；（3）

不需载体，无竞争性抑制；(4) 分子小，高脂溶性，极性小，非解离型易被转运。

主动转运的特点是：(1) 逆浓度梯度进行；(2) 耗能；(3) 需特异载体，有饱和性和竞争性抑制。

2. 血浆半衰期是指血浆中药的浓度下降一半所需时间，其临床意义是 (1) 用来制定合理用药间隔的重要依据，保持血药浓度维持在治疗水平，避免毒性反应发生；(2) 重复多次给药后经 5 个 $t_{1/2}$ 可达稳态血浓度，达有效水平；(3) 一次给药后，经 5 个 $t_{1/2}$ 后体内药物 95% 以上消除，药物作用基本消除。

3. 肝药酶诱导剂指能增强药酶活性或加速药酶合成，能使本身或另一些药物代谢加速，降低合用药的血药浓度和药效。

4. 药代动力学的临床意义是：(1) 选择合适的药物 (如分布到特定部位或组织)；(2) 制定给药方案 (剂量、次数及时间)；(3) 调整给药方案 (肝、肾功能障碍) 等有重要意义。

(孙颂三)

第四章　影响药物作用的因素

学习要点

影响药物作用的因素药物方面包括剂型、剂量、给药途径、药物理化性质及药物相互作用等。了解药物不同剂型能影响药物吸收的量或速率，从而影响药物作用的强弱和快慢。熟悉给药途径不同对药效会产生明显影响，主要能影响药效的强弱和快慢，按给药途径出现快慢规律为静脉>吸入>肌内注射>皮下注射>直肠粘膜>口服。个别药物不同给药途径可产生质的不同，如口服硫酸镁产生导泻和利胆作用。肌肉注射可产生镇静和降压作用等。熟悉耐受性是指连续用药后出现药效降低，需加大剂量才能再达到应有药效。在反复应用某些药物后，通常在停药后主观产生不满足感有继续用药的强烈愿望，称之精神依赖（习惯性），而有些药物如吗啡、杜冷丁，中断用药后会出现一系列难以忍受的戒断症状（严重生理功能紊乱），称之成瘾性，须严格控制使用。

机体方面包括年龄、性别、营养状态、精神状态、遗传因素、个体差异及病理情况等，可对药效产生影响，如肝、肾功能不良可影响药物在机体内代谢和排泄，延长药物停留在体内的时间，应减少剂量或延长给药间隔时间。其他如饮食、给药时间（昼夜节律）及病人心理状态等，也可对药物作用产生影响。

测试题

一、多选题

1. 影响药物作用因素有（　　）
   A. 年龄、性别
   B. 剂型、剂量
   C. 适应证
   D. 给药途径
   E. 肝肾功能、营养状态

二、名词解释

1. 耐受性　　2. 习惯性　　3. 成瘾性

参考答案

一、多选题

（1）ABDE

二、名词解释

（1）指患者连续用药后出现药效降低，需加大剂量才能达到应有效应。

（2）连续用药停药后病人主观产生不满足感但无明显不适，只有继续用药的强烈愿望，也称精神依赖。

（3）反复应用某药后中断用药病人会出现一系列难以忍受的戒断症状（严重生理功能紊乱），须严格控制使用。

（肖顺贞）

第五章　药物一般知识和给药护理须知

学习要点

了解药物来源有天然药物和化学合成药两类。药物的管理和贮存要求，既要保证医疗需要，又要防止滥用造成严重后果。熟悉如何确认药物的有效期。

了解常用给药途径的护理注意事项。

熟悉注射给药的配伍禁忌。两种或两种以上药物同时经注射给药，注射剂混在同一注射器或不同药物相继加入同一输液瓶内静脉给药，或用不同溶媒溶解粉剂时，若出现浑浊、沉淀、变色、产生气体等现象，可致药物失效或效价下降、毒性增强等，都属配伍禁忌。其原因与混用后药液 pH 值的变化、溶剂的改变和药物混合顺序等都有关。静脉输液的配伍禁忌较多见。

测试题

一、单选题

1. 下列属天然药物是（　　）
   A. 哌替啶
   B. 阿司匹林
   C. 青霉素
   D. 泼尼松
   E. 磺胺嘧啶
2. 下列属化学合成药是（　　）
   A. 凡士林
   B. 红霉素
   C. 抗毒血清
   D. 泼尼松
   E. 人血免疫球蛋白
3. 药物有效期的生产批号常用几位数字表示（　　）
   A. 4 位
   B. 5 位
   C. 6 位
   D. 7 位
   E. 8 位

二、多选题

1. 天然药物的来源有（　　）
   A. 植物
   B. 动物
   C. 矿物
   D. 微生物
   E. 血液
2. 混合用药出现注射配伍禁忌的表现有（　　）
   A. 浑浊
   B. 絮状物
   C. 变色
   D. 沉淀
   E. 产生气体
3. 下列属天然药物者有（　　）
   A. 碘
   B. 哌替啶
   C. 鱼肝油

D. 尿激酶　　　　　　　　　　　　　　　E. 磺胺嘧啶

参 考 答 案

一、单选题

1.C　　2.D　　3.C

二、多选题

1.ABCDE　　2.ABCDE　　3.ACD

（肖顺贞）

第六章　传出神经系统药理学概论

学 习 要 点

本章是传出神经系统药物各论的基础，熟悉传出神经递质的分类，受体类型，分布及结合后产生效应。掌握传出神经系统药物的作用方式及其分类。熟悉去甲肾上腺素、乙酰胆碱的合成、贮存、释放和消除。

传出神经末梢释放递质不同主要可分为胆碱能神经和去甲肾上腺素能神经两大类。前者包括全部交感和副交感神经节前纤维；全部副交感节后纤维；极少数交感神经节后纤维，如骨骼肌舒张神经；运动神经和支配肾上腺髓质的内脏大神经。后者包括绝大多数交感神经节后纤维。

（一）传出神经受体的主要类型、受体的分布及效应。

1. 胆碱受体
   - M 胆碱受体：主要分布心血管、胃肠、支气管、眼及腺体等。
   - N 胆碱受体
     - N_1 受体：分布神经节和肾上腺髓质。
     - N_2 受体：分布骨骼肌。

2. 去甲肾上腺素受体
   - α 受体
     - α_1 受体：主要分布皮肤、粘膜、腹腔内脏血管、瞳孔扩大肌及腺体等。
     - α_2 受体：主要分布于突触前膜、皮肤和粘膜血管等。
   - β 受体
     - β_1 受体：主要分布于心脏（窦房结、房室结、传导系统及心肌）。
     - β_2 受体：主要分布骨骼肌血管、冠状血管、腹腔内脏血管、支气管及胃肠平滑肌等。

3. 多巴胺（DA）受体：主要分布肾、肠系膜等。

4. 传出神经受体兴奋后效应：

M 效应：心脏抑制、血管扩张、腺体分泌、胃肠和支气管平滑肌收缩、缩瞳等。

N 效应：骨骼肌收缩、神经节兴奋、肾上腺髓质分泌增加。

α 效应：皮肤、粘膜、腹腔内脏血管收缩、散瞳等。

β 效应：心脏兴奋、骨骼肌血管和冠脉扩张，支气管及胃肠平滑肌松弛。

DA 效应：主要是肾、肠系膜血管扩张。

（二）乙酰胆碱及去甲肾上腺素的合成与消除

$$\text{胆碱}+\text{乙酰辅酶 A}\xrightarrow{\text{胆碱乙酰化酶}}\text{乙酰胆碱}$$

$$\text{酪氨酸}\xrightarrow{\text{羟化酶}}\text{多巴}\xrightarrow{\text{脱羧酶}}\text{多巴胺}\xrightarrow{\beta-\text{羟化酶}}\text{去甲肾上腺素}$$

在释放到突触间隙的 NA 大部分被前膜重摄取进入囊泡贮存。少量被单胺氧化酶（MAO）和儿茶酚胺氧位甲基转移酶（COMT）代谢。乙酰胆碱被胆碱酯酶水解。

（三）传出神经系统药物的作用方式和分类

药物作用方式是直接作用于受体或影响递质的合成、贮存、释放和转化。作用于传出神经系统的药物按其拟似神经递质或拮抗神经递质，分为拟胆碱药、抗胆碱药、拟肾上腺素药和抗肾上腺素药四大类。又按对受体作用不同，可进一步分为各种受体激动药和阻断药（见下表）。

表 6－1　常用传出神经系统药物分类

	拟似药		拮抗药
拟胆碱药	1. 激动胆碱受体药 完全拟胆碱药（卡巴胆碱） M 型拟胆碱药（毛果芸香碱） N 型拟胆碱药（烟碱） 2. 抗胆碱酯酶药（新斯的明、有机磷酸酯类）	抗胆碱药	1. 阻断胆碱受体药 M 受体阻断药（阿托品） M_1 受体阻断药（哌仑西平） N_1 受体阻断药（美加明） N_2 受体阻断药（琥珀胆碱、筒箭毒碱） 2. 胆碱酯酶复活药（解磷定）
拟肾上腺素药	1. 激动肾上腺素受体药 α 受体激动药（去甲肾上腺素、肾上腺素） α_1 受体激动药（去氧肾上腺素） α_2 受体激动药（可乐定） β 受体激动药（异丙肾上腺素，肾上腺素） β_1 受体激动药（多巴酚丁胺，去甲肾上腺素） β_2 受体激动药（沙丁胺醇） 2. 促 NA 释放药（麻黄碱，间羟胺）	抗肾上腺素药	1. 阻断肾上腺素受体药 α 受体阻断药（酚妥拉明，酚苄明） α_1 受体阻断药（哌唑嗪） α_2 受体阻断药（育亨宾） β 受体阻断药（普萘洛尔） β_1 受体阻断药（阿替洛尔） β_2 受体阻断药（丁氧胺） 2. 抗肾上腺素能神经药（利血平）

测　试　题

一、单选题

1. 去甲肾上腺素能神经递质 NA 释放后，其作用消失主要原因是（　　）
   A. 被肾排泄
   B. 被 MAO 代谢
   C. 被 COMT 代谢
   D. 被突触前膜重摄取入囊泡
   E. 被胆碱酯酶代谢
2. 心脏窦房结、房室结和传导系统细胞膜上具有（　　）
   A. 有 α、M 受体，无 β 受体
   B. 有 α、M 受体，无 β_1 受体
   C. 有 α、β_1、及 M 受体
   D. 有 β_1、及 M 受体
   E. 有 α、β_1 受体，无 M 受体
3. M 受体激动时，可使（　　）
   A. 骨骼肌兴奋
   B. 血管收缩，瞳孔散大
   C. 心脏抑制，腺体分泌，胃肠平滑肌收缩
   D. 血压升高，眼压降低
   E. 心脏兴奋，血管扩张，平滑肌松弛
4. β_1 受体主要分布于（　　）
   A. 腺体
   B. 皮肤、粘膜血管
   C. 胃肠平滑肌
   D. 心脏
   D. 瞳孔扩大肌
5. β_2 受体激动可引起（　　）
   A. 胃肠平滑肌收缩
   B. 瞳孔缩小
   C. 腺体分泌减少
   D. 支气管平滑肌舒张
   E. 皮肤粘膜血管收缩
6. 激动 β 受体可引起（　　）
   A. 心脏兴奋，血压下降，瞳孔缩小
   B. 心脏兴奋，支气管扩张，糖原分解增加
   C. 心脏兴奋，皮肤粘膜和内脏血管收缩
   D. 心脏抑制，支气管扩张，瞳孔缩小

E. 冠脉扩张，支气管收缩

7. 骨骼肌血管平滑肌细胞膜上具有（　　）

A. 有α、β受体，无M受体

B. 有α、M受体，无β受体

C. 有α受体，无M、β受体

D. 有M受体，无α、β受体

E. 有α、β和M受体

8. 激动突触前膜的α_2受体可引起（　　）

A. 血压升高

B. 支气管平滑肌收缩

C. 瞳孔缩小

D. 去甲肾上腺素分泌减少

E. 肾上腺素分泌增加

9. 胆碱能神经递质Ach释放后作用消失主要原因是：（　）

A. 被单胺氧化酶破坏

B. 被多巴脱羧酶破坏

C. 被神经末梢重摄取

D. 被胆碱酯酶破坏

E. 被儿茶酚胺氧位甲基转移酶破坏

二、多选题

1. 去甲肾上腺素代谢酶有（　　）

A. 酪氨酸羟化酶

B. 多巴脱羧酶

C. 单胺氧化酶

D. 儿茶酚胺氧位甲基转移酶

E. 水解酶

2. 具有拟胆碱作用的药物可包括（　　）

A. 抗胆碱酯酶药

B. M受体激动剂

C. 胆碱酯酶复活药

D. 兴奋突触前膜α_2受体药

E. N受体激动药

3. 具有拟肾上腺素作用的药物包括（　　）

A. 麻黄碱

B. 间羟胺

C. 多巴胺

D. 酚苄明

E. 酚妥拉明

4. 下列属于α受体阻断药是（　）

A. 阿托品

B. 酚妥拉明

C. 酚苄明

D. 美加明

E. 妥拉苏林

5. 去甲肾上腺素合成需要的酶有（　）

A. 酪氨酸羟化酶

B. 单胺氧化酶

C. 儿茶酚胺氧位甲基转移酶

D. 多巴脱羧酶

E. 多巴胺β-羟化酶

三、简答题

1. 胆碱受体主要的类型。

2. 肾上腺素受体类型。

3. 肾上腺素能神经兴奋时的生理功能变化。

4. M型胆碱能神经兴奋时生理功能变化。

四、问答题

1. 简述传出神经系统受体的分型、主要分布部位及其生理效应。

2. 试述传出神经药物与神经递质间相互关系。

参考答案

一、单选题

1.D 2.D 3.C 4.D 5.D 6.B 7.E 8.D
9.D

二、多选题

1.CD 2.ABE 3.ABC 4.BCE 5.ADE

三、简答题

1. 胆碱受体可分为M受体及N受体，依次又分为M_1、M_2、M_3和N_1、N_2受体等。
2. 肾上腺素受体可分为α受体、β受体，依次又分为α_1、α_2受体和β_1、β_2受体等。
3. 心脏兴奋，皮肤粘膜和内脏血管收缩，血压升高，支气管和胃肠平滑肌抑制等。
4. 心脏抑制，血管扩张，腺体分泌，胃肠道及支气管平滑肌收缩，瞳孔缩小等。

四、问答题

1. 主要分为胆碱受体（M、N受体）、肾上腺素受体（α、β受体）及多巴胺受体。M受体激动时表现为心脏抑制，血管扩张，腺体分泌增加，胃肠道及支气管平滑肌收缩，瞳孔缩小等。N_1受体激动时植物神经节兴奋及肾上腺髓质分泌；N_2受体激动时骨骼肌收缩。α受体可分为α_1、α_2受体，α_1受体激动时血管收缩及瞳孔开大等；突触前膜α_2受体激动时，抑制NA释放。β受体可分为β_1及β_2受体，β_1受体激动时心脏兴奋；β_2受体激动时支气管扩张，血管扩张，糖原分解，突触前膜β受体激动使释放NA增加。多巴胺受体激动时，肾和肠系膜血管舒张。
2. 传出神经药物主要通过与受体结合或影响递质合成、贮存、释放及代谢等过程而发挥拟似或拮抗递质的作用。与受体结合后激动受体，出现拟递质作用；与受体结合后阻断受体，出现拮抗递质作用。有的通过影响代谢酶的活性呈现拟似或拮抗递质的作用，也有影响递质释放等发挥拟似或拮抗递质的作用。

（孙颂三）

第七章 拟胆碱药

学 习 要 点

熟悉本章药物根据作用机制不同分为三类：①直接作用于 M 受体的拟胆碱药毛果芸香碱；②易逆性抗胆碱酯酶药新斯的明、毒扁豆碱等；③难逆性抗胆碱酯酶药，有机磷酸酯类中毒及其解救药碘解磷定、氯磷定等；上述药物均为临床重点掌握的药物。

（一）M 受体激动药：毛果芸香碱　直接作用于 M 胆碱受体产生效应，对眼和腺体作用显著，具有缩瞳作用、降低眼压及调节痉挛。吸收后，使腺体分泌增加、胃肠平滑肌及支气管收缩。局部应用治疗青光眼；与散瞳药交替应用防止虹膜与晶体粘连，治疗虹膜炎。

（二）易逆性抗胆碱酯酶药

1. 新斯的明　对骨骼肌兴奋作用强。机制：①抑制胆碱酯酶；②直接激动运动终板 N_2 受体和促进运动神经末梢释放乙酰胆碱。其次对胃肠道和膀胱平滑肌兴奋也较强；对眼、心血管、腺体等作用弱。应用：①重症肌无力；②术后腹气胀和尿潴留；③非去极化型肌松药筒箭毒碱过量中毒时解救；④阵发性室上性心动过速；⑤其他：对抗阿托品中毒引起的外周症状。禁用于支气管哮喘和机械性肠梗阻患者。

2. 毒扁豆碱　本药易吸收，通过抑制胆碱酯酶使神经末梢乙酰胆碱增多而发挥作用。作用强而广泛，不良反应大。主要局部应用治疗青光眼。也用于阿托品抗胆碱药中毒的解救。

（三）掌握有机磷酸酯类抗胆碱酯酶药中毒及其解救。熟悉有机磷酸酯类常用农业杀虫剂，对昆虫及人畜都有强毒性。常用有敌百虫、敌敌畏、乐果、对硫磷、内吸磷、马拉硫磷等，通过呼吸道、消化道及皮肤粘膜易吸收中毒。熟悉中毒机制及表现：有机磷酸酯类中磷原子与胆碱酯酶结合形成不易解离的磷酰化胆碱酯酶，使胆碱酯酶失去活性，导致乙酰胆碱在体内大量堆积引起中毒。中毒症状：轻度中毒以 M 样症状为主，中度中毒同时有 M 样和 N 样症状；重度中毒除 M、N 样症状外还有中枢症状。M 样症状为瞳孔缩小，视力模糊，出汗，流涎，呼吸困难，恶心，呕吐，腹痛、腹泻，大小便失禁，血压降低和心动过缓等。N 样症状为肌震颤，严重者肌无力甚至麻痹，心动过速和血压升高等。中枢神经症状为先兴奋后转入抑制，如烦躁不安，谵妄，昏迷，呼吸和循环衰竭等。熟悉解救原则：①迅速清除未吸收药物，避免继续吸收。②及早应用特殊解毒药——常联合应用 M 受体阻断药和胆碱酯酶复活药。③对症治疗减轻中毒症状，如维持患者呼吸循环及补液等。掌握阿托品对症解救机制及应用：阿托品与 M 受体结合，竞争拮抗乙酰胆碱的作用，迅速解除 M 样中毒症状，部分缓解中枢神经症状。但不能使被抑制的胆碱酯酶复活，轻度中毒可单用。但中、重度必须与胆碱酯酶复活药合用。用量视病情轻重而定，也可超过极量。掌握碘解磷定、氯磷定解救机制及应用：①能与磷酰化胆碱酯酶生成复合物，再裂解生成磷酰化解磷定及使被抑制胆碱酯酶复活。②与体内游离有机磷酸酯结合，生成灭毒的磷酰化解磷定。③对体内蓄积乙酰胆碱无直接对抗，必须与阿托品配合应用。④对缓解 N 样症状以肌震颤较显著。氯磷定易溶于水，溶液较稳定，作用较强，不良反应少，可肌注或静滴。

测 试 题

一、单选题

1. 直接激动M受体的药物是（　　）
A. 毒扁豆碱
B. 新斯的明
C. 吡斯的明
D. 加兰他敏
E. 毛果芸香碱

2. 毛果芸香碱滴眼可引起（　　）
A. 缩瞳、降低眼压、调节麻痹
B. 缩瞳、升高眼压、调节麻痹
C. 缩瞳、降低眼压、调节痉挛
D. 散瞳、升高眼压、调节痉挛
E. 散瞳、降低眼压、调节痉挛

3. 毛果芸香碱主要用于（　　）
A. 胃肠痉挛
B. 尿潴留
C. 腹气胀
D. 青光眼
E. 重症肌无力

4. 有机磷酸酯类中毒的机制是（　　）
A. 持久抑制单胺氧化酶
B. 持久抑制磷酸二酯酶
C. 持久抑制儿茶酚胺氧位甲基转移酶
D. 持久抑制胆碱酯酶
E. 持久抑制胆碱乙酰化酶

5. 新斯的明禁用于（　　）
A. 青光眼
B. 重症肌无力
C. 阵发性室上性心动过速
D. 支气管哮喘
E. 尿潴留

6. 术后尿潴留应选用（　　）
A. 毛果芸香碱
B. 毒扁豆碱
C. 乙酰胆碱
D. 新斯的明
E. 碘解磷定

7. 有机磷酸酯类轻度中毒主要表现（　　）
A. N样作用
B. M样作用
C. M样作用和中枢中毒症状
D. M样作用和N样作用
E. 中枢中毒症状

8. 新斯的明最强的作用是（　　）
A. 兴奋膀胱平滑肌
B. 兴奋胃肠平滑肌
C. 瞳孔缩小
D. 腺体分泌增加
E. 兴奋骨骼肌

9. 氯解磷定可与阿托品合用治疗有机磷酸酯类中毒最显著缓解症状是（　　）
A. 中枢神经兴奋
B. 视力模糊
C. 大小便失禁
D. 血压下降
E. 骨骼肌震颤

10. 氯解磷定除恢复胆碱酯酶外，尚可（　　）
A. 与乙酰胆碱直接结合
B. 与M受体相结合
C. 与N受体结合
D. 与血中游离有机磷酸酯类结合
E. 与肾上腺素受体结合

11. 中度有机磷酸酯类中毒的患者应选用（　　）
A. 阿托品与毒扁豆碱合用
B. 氯解磷定和毒扁豆碱合用
C. 氯解磷定和阿托品合用
D. 氯解磷定和毛果芸香碱合用
E. 阿托品和毛果芸香碱合用

二、多选题

1. 新斯的明对骨骼肌作用强的原因是 ( )

A. 直接激动 N_1 受体

B. 直接激动 N_2 受体

C. 抑制胆碱酯酶

D. 促进运动神经末梢释放乙酰胆碱

E. 促进递质合成

2. 毛果芸香碱主要是 ( )

A. 对眼和胃肠平滑肌兴奋作用强

B. 对眼作用较毒扁豆碱温和而短暂

C. 选择性激动 M 胆碱受体

D. 松弛瞳孔扩大肌，引起散瞳

E. 用于治疗青光眼

3. 下列可用于有机磷酸酯类中毒的解救药是 ( )

A. 毛果芸香碱

B. 新斯的明

C. 氯解磷定

D. 毒扁豆碱

E. 阿托品

4. 口服新斯的明的主要作用是 ( )

A. 加快心率

B. 减低眼压

C. 兴奋骨骼肌

D. 松弛支气管平滑肌

E. 兴奋胃肠及膀胱平滑肌

三、名词解释

胆碱能危象

四、问答题

1. 试比较毛果芸香碱与毒扁豆碱治疗青光眼机制。
2. 简述新斯的明临床应用的药理学基础。
3. 试述有机磷酸酯类中毒的典型症状。
4. 简述 M 受体阻断剂与胆碱酯酶复活药联合应用治疗中、重度有机磷酸酯类中毒的机制。

参考答案

一、单选题

1.E 2.C 3.D 4.D 5.D 6.D 7.B 8.E
9.E 10.D 11.C

二、多选题

1.BCD 2.BCE 3.CE 4.CE

三、名词解释

新斯的明治疗重症肌无力时，应用过量可使骨骼肌终板乙酰胆碱过多堆积，导致持久去极化，使肌无力症状加重，称“胆碱能危象”。

四、问答题

1. 毛果芸香碱是M受体激动药。激动虹膜括约肌M受体，虹膜向中心拉紧虹膜跟部变薄，前房角间隙变大。房水易通过巩膜静脉窦流入血液循环，使眼压下降，青光眼缓解。毒扁豆碱是胆碱酯酶抑制剂，通过间接增加乙酰胆碱发挥作用，使瞳孔缩小，降低眼压，作用强而持久。
2. 新斯的明通过抑制胆碱酯酶活性，使神经末梢乙酰胆碱水解减少而表现其作用。治疗重症肌无力：兴奋骨骼肌，除抑制胆碱酯酶外还直接激动终板 N_2 受体及促进运动神经末梢释放乙酰胆碱。兴奋内脏平滑肌，治疗腹气胀及尿潴留。抑制心脏，减慢心率，治疗阵发性室上性心动过速。利用其兴奋骨骼肌作用解救非去极化型肌松药过量中毒。
3. 有机磷酸酯类中毒包括M样症状：瞳孔缩小，视力模糊，流涎，出汗，恶心，呕吐，大小便失禁，心动过缓，血压下降，呼吸困难等。N样症状：肌震颤，无力，甚至肌麻痹，心动过速，血压上升等。中枢神经系统症状：先兴奋后抑制，不安，头痛，谵妄，昏迷，呼吸循环衰竭等。
4. ①M受体阻断药阿托品能迅速阻断M受体，缓解由大量乙酰胆碱堆积引起的M样症状和部分中枢神经系统症状，但不使被抑制的胆碱酯酶复活，也不能使体内有机磷酸酯灭活。②胆碱酯酶复活药氯解磷定能使被抑制尚未老化胆碱酯酶复活，亦与体内游离磷酸酯相结合，生成磷酰化解磷定经肾排出，起到解毒作用。两类药联用能提高解毒效果，弥补不足。因两类药作用时间短，需反复用药方能取得较好疗效。

（孙颂三）

第八章　抗胆碱药

学习要点

熟悉本类药能与胆碱受体结合，抑制乙酰胆碱或拟胆碱药与受体结合，产生抗胆碱作用。根据对受体选择性不同可分为M受体阻断药和N_1、N_2受体阻断药。重点掌握阿托品，药理作用、机制、应用及主要不良反应；掌握常用的山莨菪碱、东莨菪碱、后马托品、丙胺太林、哌仑西平的特点及应用。熟悉琥珀胆碱、筒箭毒碱、泮库溴铵的肌松作用特点、机制、应用及过量解救。

（一）M胆碱受体阻断药

1.阿托品　与体内M受体结合，但无内在活性而竞争性阻止乙酰胆碱与M受体结合，拮抗它们的作用，可用于解救有机磷酸酯类中毒。作用有：①抑制腺体分泌，以唾液腺、汗腺最敏感，其次泪腺、呼吸道腺体，对胃腺作用弱。用于麻醉前给药，可减少呼吸道分泌，防止呼吸道阻塞。②抑制内脏平滑肌，尤处于痉挛状态的胃肠平滑肌较突出。其次膀胱逼尿肌，对胆管、输尿管、支气管作用弱。用于各种内脏绞痛，以胃肠绞痛效优，对胆、肾绞痛常与镇痛药哌替啶合用。③对心血管作用，较大剂量可解除迷走神经对心脏的抑制，心率及传导加快；用于治疗过缓型心律失常。大剂量扩张血管改善微循环，在补足血容量的基础上，用于感染中毒性休克。④对眼作用，散瞳、升高眼内压及调节麻痹。用于虹膜睫状体炎及验光配镜眼底检查（现多由后马托品取代）。⑤兴奋中枢，呼吸加快，烦躁不安等。不良反应：常见口干、视力模糊、心悸、皮肤干燥潮红、排尿困难、便秘等。中毒时还出现谵妄、惊厥，由兴奋转入抑制，导致呼吸系统衰竭而死亡。青光眼、幽门梗阻及前列腺肥大者禁用。

2.山莨菪碱（654）　与阿托品相比较，松弛平滑肌，解除小血管痉挛及对细胞有保护作用，对改善微循环作用显著。对中枢作用、抑制腺体分泌及散瞳作用弱。不良反应少。主要用于感染中毒性休克、脑血管痉挛所致早期瘫痪及胃肠痉挛等。

3.东莨菪碱　抑制腺体分泌、散瞳、调节麻痹强于阿托品。对心血管和平滑肌解痉作用弱。对中枢具有显著的镇静催眠作用。剂量增大甚至产生浅麻醉状态。临床用于麻醉前给药、防治晕动病、妊娠呕吐及缓解震颤性麻痹症状。

4.阿托品合成代用品

合成扩瞳药：后马托品扩瞳快、弱而短暂。用于查眼底和验光。

合成解痉药：丙胺太林口服吸收差，松弛胃肠平滑肌作用强，不良反应小，用于胃肠痉挛及消化性溃疡。哌仑西平为选择性M_1受体阻断剂，减少胃酸分泌，用于消化性溃疡。

（二）N胆碱受体阻断药

了解N胆碱受体阻断药分为①N_1受体阻断药，即全部植物神经被阻断，故称神经节阻断药。作用强、快、短且不良反应大，偶用于高血压（略）。②N_2受体阻断药（肌松药）。

熟悉去极化型肌松药琥珀胆碱能与运动终板上N_2受体结合，激动受体，使终板产生持久去极化，而产生肌松作用。肌松前可见短时肌束颤动现象。作用快、持续短，用于气管插管、气管镜及胃镜检查。长时间手术需静滴维持。不良反应及中毒解救是：①过量中毒引起呼吸肌麻痹，应采用人工呼吸维持，禁用新斯的明解救。②用药后因肌束颤动损伤肌梭引起肌痛。③眼压升高④血钾升高。遗传性假性胆碱酯酶活性降低者易中毒及青光眼患者应禁用。

熟悉非去极化型肌松药筒箭毒碱。能与运动终板上 N_2 受体结合，但不激动受体。竞争性阻断乙酰胆碱及 N_2 受体兴奋药作用，使骨骼肌松弛。肌松前无肌束颤动现象。此外有神经节阻断和促组胺释放作用，故出现血压下降，心率减慢，支气管痉挛和唾液分泌增多。静注后作用出现快，过量中毒除人工呼吸外，还应用新斯的明解救。哮喘、严重休克、重症肌无力患者禁用。

泮库溴铵的特点是：人工合成非去极化型肌松药。肌松作用强，起效快，持续短，过量中毒可用新斯的明解救。

测　试　题

一、单选题

1. 阿托品应用于麻醉前给药主要是（　　）
   A. 兴奋呼吸
   B. 增强麻醉药的麻醉作用
   C. 减少呼吸道腺体分泌
   D. 扩张血管改善微循环
   E. 预防心动过缓
2. 与M受体无关的阿托品作用是（　　）
   A. 散瞳、眼压升高
   B. 抑制腺体分泌
   C. 松弛胃肠平滑肌
   D. 解除小血管痉挛
   E. 心率加快
3. 有机磷酸酯类农药中毒者，经反复大量注射阿托品后，中毒症状消失，但出现心悸、瞳孔扩大，视近物模糊、兴奋等症状，应采用（　　）
   A. 用新斯的明对抗出现症状
   B. 用适量毛果芸香碱对抗出现症状
   C. 用东莨菪碱对抗出现症状
   D. 继续用阿托品治疗
   E. 用山莨菪碱治疗
4. 阿托品对眼的作用是（　　）
   A. 散瞳、升高眼压、调节痉挛
   B. 散瞳、降低眼压、调节麻痹
   C. 散瞳、升高眼压、调节麻痹
   D. 缩瞳、降低眼压、调节痉挛
   E. 缩瞳、升高眼压、调节麻痹
5. 东莨菪碱与阿托品相比较显著的差异是（　　）
   A. 腺体分泌抑制
   B. 散瞳、调节麻痹
   C. 心率加快
   D. 内脏平滑肌松弛
   E. 中枢镇静作用
6. 阿托品对下列腺体分泌抑制最弱的是（　　）
   A. 唾液腺分泌
   B. 汗腺分泌
   C. 泪腺分泌
   D. 呼吸道腺体
   E. 胃酸分泌
7. 适用于阿托品治疗的休克是（　　）
   A. 心源性休克
   B. 神经源性休克
   C. 出血性休克
   D. 过敏性休克
   E. 感染性休克

8. 东莨菪碱治疗震颤性麻痹主要是（　）
A. 外周抗胆碱作用
B. 直接松弛骨骼肌
C. 运动神经终板膜持久去极化
D. 中枢性抗胆碱作用
E. 神经节阻滞

9. 阿托品对下列平滑肌明显松弛作用是（　）
A. 支气管
B. 子宫
C. 痉挛状态胃肠道
D. 胆管
E. 输尿管

10. 下列能引起血钾升高的药物是（　）
A. 东莨菪碱
B. 筒箭毒碱
C. 琥珀胆碱
D. 毒扁豆碱
E. 泮库溴铵

11. 泮库溴铵的特点是（　）
A. 去极化型肌松药
B. 阻断 N_1 受体
C. 促进组胺释放
D. 肌松较筒箭毒碱弱
E. 非去极化型肌松药

二、多选题

1. 阿托品禁用于（　）
A. 青光眼
B. 心动过缓
C. 前列腺肥大
D. 体温过高患者
E. 幽门梗阻

2. 阿托品中毒时常出现（　）
A. 视近物模糊
B. 眼压升高
C. 皮肤干燥
D. 体温升高
E. 中枢兴奋

3. 下列禁用于青光眼的药物有（　）
A. 山莨菪碱
B. 东莨菪碱
C. 阿托品
D. 后马托品
E. 琥珀胆碱

4. 阿托品的抗胆碱作用可用于（　）
A. 房室传导阻滞
B. 有机磷酸酯类中毒
C. 胃肠痉挛
D. 全身麻醉前给药
E. 心动过速

5. 山莨菪碱的作用有（　）
A. 抑制腺体分泌
B. 解除胃肠平滑肌痉挛
C. 散大瞳孔
D. 扩张血管
E. 心率减慢

6. 山莨菪碱治疗感染性休克机制是（　）
A. 扩张血管，改善微循环
B. α受体阻断作用
C. M受体阻断作用
D. 细胞保护作用
E. 收缩血管

7. 下列属于人工合成解痉药有（　）
A. 丙胺太林
B. 后马托品
C. 阿托品
D. 贝那替嗪
E. 山莨菪碱（654）

8. 下列药物中毒可用新斯的明解救的是（　）
A. 有机磷酸酯类
B. 筒箭毒碱
C. 泮库溴铵
D. 琥珀胆碱
E. 毛果芸香碱

9. 琥珀胆碱的禁忌证有（　）
A. 大面积烧伤者
B. 广泛软组织损伤

C. 青光眼

D. 支气管哮喘

E. 遗传性假性胆碱酯酶缺陷患者

10. 非去极化型肌松药的特点是（　）

A. 激动 N_2 受体

B. 阻断乙酰胆碱去极化

C. 选择性与 N_2 受体结合

D. 中毒时可用新斯的明解救

E. 肌松前出现短暂肌束颤动

11. 去极化型肌松药的特点是（　）

A. 选择性与 N_2 受体结合

B. 产生突触后膜持久去极化

C. 肌松前出现短暂肌束颤动

D. 中毒时不可用新斯的明解救

E. 无神经节阻断作用

三、名词解释

1. 眼调节麻痹
2. 调节痉挛

四、问答题

1. 简述阿托品的作用和临床应用。
2. 简述阿托品治疗有机磷酸酯类中毒采用大剂量阿托品化有那些主要指征。
3. 简述山莨菪碱用于治疗感染性休克优于阿托品的原因。
4. 简述东莨菪碱全身麻醉前给药优于阿托品的原因。
5. 试比较琥珀胆碱与筒箭毒碱的作用机制、不良反应、中毒解救方面的差异。
6. 简述琥珀胆碱过量中毒，禁用新斯的明的机制。

参考答案

一、单选题

1.C　2.D　3.B　4.C　5.E　6.E　7.E　8.D
9.C　10.C　11.E

二、多选题

1.ACDE　2.ABCDE　3.ABCDE　4.ABCD　5.ABCD　6.AD　7.AD
8.BC　9.ABCE　10.BCD　11.ABCDE

三、名词解释

1. 因 M 受体被阻断，睫状肌松弛，悬韧带拉紧，晶体处扁平，屈光度降低，视近物模糊，此现象称调节麻痹。
2. M 受体被激动，睫状肌收缩，悬韧带松弛，晶体变凸，屈光度增加，视远物模糊，此现象称调节痉挛。

四、问答题

1. 作用与应用：①松弛内脏平滑肌，用于缓解内脏绞痛；②抑制腺体分泌，用于麻醉前给药；③解除迷走神经对心脏抑制，用于治疗房室传导阻滞、窦性心动过缓等；④扩张小血管，改善微循环，用于感染中毒性休克；⑤散瞳、升高眼压、调节麻痹，用于虹膜睫状体炎、查眼底、验光；⑥阻断M受体，可缓解有机磷酸酯类中毒的M样症状和部分中枢症状。
2. 阿托品治疗有机磷酸酯类中毒时，根据中毒程度其用量个体差异大，需先用大剂量形成阿托品化。阿托品化主要指征是颜面红热，腺体分泌减少，皮肤干燥，瞳孔扩大，肺部啰音减少或消失，意识好转。
3. 优点是①不易通过血脑屏障，不良反应少，对中枢兴奋、腺体及眼作用弱。②缓解小血管痉挛，改善微循环显著。③对细胞有保护作用。
4. 优点是①抑制腺体分泌强于阿托品，减少唾液及支气管腺体分泌。②明显镇静催眠作用，增大剂量意识消失。③兴奋呼吸，缓解麻醉药引起呼吸抑制。
5. 琥珀胆碱：去极化型，激动终板 N_2 受体持续去极化，骨骼肌松弛。主要不良反应是血钾和眼压升高，肌酸痛。中毒解救采用人工呼吸解救。筒箭毒碱：非去极化型，与终板 N_2 受体结合，无内在活性，阻断 N_2 受体，主要不良反应是血压降低、支气管痉挛、心率减慢，采用人工呼吸和新斯的明解救。
6. 新斯的明属易逆性胆碱酯酶抑制药。通过直接或间接兴奋 N_2 受体与琥珀胆碱产生协同作用；也能抑制假性胆碱酯酶，故加强和延长琥珀胆碱的作用，增加其毒性，应采用人工呼吸解救。

（孙颂三）

第九章　拟肾上腺素药

学习要点

熟悉对不同亚型肾上腺素受体的选择性进行分类及各类代表药物。掌握肾上腺素、去甲肾上腺素、异丙肾上腺素、多巴胺的作用、机制和应用，熟悉体内过程、主要不良反应和禁忌证。熟悉麻黄碱、间羟胺、多巴酚丁胺的特点、应用及不良反应。

（一）主要作用于α和β受体的拟肾上腺素药

1. 肾上腺素　了解其性质不稳定，口服易破坏，须注射给药。可直接兴奋α、$β_1$和$β_2$受体。作用有①兴奋心脏$β_1$受体：使收缩力增强，传导加快，心率增加，心输出量增加。剂量过大可引起心律失常；②兴奋α受体，使皮肤、粘膜及内脏血管收缩；兴奋$β_2$受体使骨骼肌血管和冠脉扩张；③小剂量收缩压升高，舒张压不变；大剂量收缩压和舒张压均升高。如预先给α受体阻断药，肾上腺素升压作用可被翻转；④平滑肌：兴奋$β_2$受体使支气管舒张，兴奋α受体使支气管粘膜血管收缩，充血水肿减轻，还激动眼虹膜扩大肌α受体，瞳孔扩大；⑤代谢：增加代谢，血糖、乳酸、游离脂肪酸升高，耗氧增加。应用：①心脏骤停：抢救溺水、电击、药物、麻醉意外引起的心脏骤停，配合人工呼吸、除颤器等进行；②过敏性休克：首选青霉素或输液等引起的过敏性休克；③支气管哮喘急性发作及其他速发型变态反应；④局麻药配伍：与普鲁卡因或利多卡因配伍，延缓吸收，局麻药作用时间延长，减少吸收中毒发生；⑤局部止血：浸于纱布、棉球，局部止血，如鼻出血和齿龈出血。不良反应及禁忌证：常见心悸、血压升高、不安、头痛等，剂量过大诱发脑溢血和心律失常。禁用于高血压、脑动脉硬化、心衰、甲亢、糖尿病等。

2. 麻黄碱　直接兴奋α、β受体，还促进神经末梢释放去甲肾上腺素等作用。其特点：性质稳定，口服有效，作用温和，缓慢和持久，反复应用引起快速耐受性。对心血管、血压、支气管作用弱，中枢兴奋较显著。用于防止硬膜外和腰麻引起低血压。各种原因引起充血性鼻塞，轻症支气管哮喘及预防。

3. 多巴胺　性质不稳定，口服无效，采用静滴给药，可激动$α_1$、$β_1$受体及多巴胺受体，并能促进神经末梢释放去甲肾上腺素。其作用特点是对心脏有温和兴奋作用，较少引起心律失常；对皮肤粘膜血管收缩，而使肾及肠系膜血管（多巴胺受体兴奋）舒张，增加肾血流量和肾小球滤过率，有排钠利尿作用。常用于①各种休克，尤适用伴心功能低下、少尿者；②与利尿药配伍用于急性肾功能衰竭。

（二）主要作用于α受体的拟肾上腺素药

1. 去甲肾上腺素　性质较稳定，口服不吸收，皮下及肌注引起坏死，仅作静脉滴注。主要兴奋α受体，对$β_1$作用较弱，对$β_2$几无作用。作用和应用：①收缩血管，使小动脉、小静脉，尤是皮肤粘膜及内脏血管强烈收缩，外周阻力增加。②兴奋心脏：可使心收缩力、输出量增加，较肾上腺素弱。③升高血压：小剂量收缩压较舒张压升高明显，较大剂量收缩压、舒张压都明显升高。用于早期神经源性休克和药物中毒引起的低血压及上消化道出血

（稀释口服）。不良反应及禁忌证：可引起局部组织缺血坏死，急性肾功能衰竭，常因滴注时间过长或用量过大所致。应用时要注意尿量。禁用于高血压、动脉硬化、冠心病和少尿者。

2. 间羟胺　直接激动α受体，对β受体作用弱。并能促进神经末梢释放去甲肾上腺素。其特点是：①收缩血管、升高血压比去甲肾上腺素弱而持久；②对心脏收缩力和肾血管收缩弱，较少出现心律失常和肾衰，并可肌注。已取代去甲肾上腺素，用于休克早期和低血压。

（三）主要作用于β受体的拟肾上腺素药

1. 异丙肾上腺素　了解本品口服无效。以舌下、气雾吸入或静脉给药。代谢较慢，持续2小时。作用特点：①兴奋心脏 $β_1$ 受体，使收缩力、传导、心率、输出量及耗氧量都明显增加，但较少引起室性心律失常；②对骨骼肌、肾、肠系膜、冠脉舒张（$β_2$ 受体），外周阻力下降。小剂量静滴，收缩压增高，舒张压略降，大剂量静注，血压明显下降；③对支气管扩张较肾上腺素强；④可使糖原和脂肪分解，血糖升高，耗氧增加。用于支气管哮喘急性发作，房室传导阻滞，心脏骤停及抗休克。冠心病、心肌炎、甲亢等禁用。

2. 多巴酚丁胺　可选择性兴奋 $β_1$ 受体，显著增加心肌收缩力及心输出量，对心率影响小。主要用于心梗伴心衰者。

3. 沙丁胺醇和特布他林　熟悉选择性激动支气管 $β_2$ 受体，使支气管扩张，对 $β_1$ 受体影响弱。用于防治支气管哮喘（见第二十七章）。

测　试　题

一、单选题

1. 防治腰麻及硬膜外麻醉引起低血压，应选用（　　）
   A. 多巴胺
   B. 异丙肾上腺素
   C. 去甲肾上腺素
   D. 麻黄碱
   E. 间羟胺
2. 治疗青霉素过敏性休克应首选（　　）
   A. 间羟胺
   B. 多巴胺
   C. 异丙肾上腺素
   D. 去甲肾上腺素
   E. 肾上腺素
3. 伴心收缩功能低下及尿量减少的休克患者，应选用（　　）
   A. 间羟胺
   B. 多巴胺
   C. 多巴酚丁胺
   D. 肾上腺素
   E. 异丙肾上腺素
4. 异丙肾上腺素的主要作用是（　　）
   A. 兴奋心脏，升高收缩压和舒张压，松弛支气管
   B. 兴奋心脏，升高收缩压、降低舒张压，松弛支气管
   C. 兴奋心脏，降低收缩压和舒张压，松弛支气管
   D. 抑制心脏，降低收缩压和舒张压，松弛支气管
   E. 抑制心脏，降低收缩压、升高舒张压，松弛支气管
5. 异丙肾上腺素治疗哮喘时常见的不良反应是（　　）
   A. 中枢兴奋
   B. 舒张压升高
   C. 心动过速
   D. 体位性低血压
   E. 腹痛
6. 下列叙述的错误项是（　　）

A. 异丙肾上腺素激动 β_1 和 β_2 受体
B. 麻黄碱激动 α、β_1 和 β_2 受体
C. 沙丁胺醇激动 β_2 受体
D. 多巴胺主要激动 α、β_2 和多巴胺受体
E. 去甲肾上腺素激动 α 和 β_1 受体

7. 具有明显中枢兴奋性的拟肾上腺素药是（ ）
A. 去甲肾上腺素
B. 肾上腺素
C. 多巴胺
D. 麻黄碱
E. 异丙肾上腺素

8. 肾上腺素与局麻药配伍目的主要是（ ）
A. 防止过敏性休克
B. 防止低血压
C. 使局部血管收缩起止血作用
D. 延长局麻作用时间，防止吸收中毒
E. 扩张血管，促进吸收，增强局麻作用

9. 肾上腺素对心血管作用的受体是（ ）
A. β_1 受体
B. β_1 和 β_2 受体
C. α 和 β_1 受体
D. α 和 β_2 受体
E. α、β_1 和 β_2 受体

10. 静滴剂量过大易引起肾功能衰竭的药物是（ ）
A. 异丙肾上腺素
B. 多巴胺
C. 去甲肾上腺素
D. 肾上腺素
E. 多巴酚丁胺

11. 下列使用过量最易引起心律失常的拟肾上腺素药物是（ ）
A. 多巴胺
B. 麻黄碱
C. 肾上腺素
D. 间羟胺
E. 去甲肾上腺素

12. 下列可用于上消化道出血的药物是（ ）
A. 多巴胺
B. 异丙肾上腺素
C. 麻黄碱
D. 去甲肾上腺素
E. 肾上腺素

二、多选题

1. 多巴胺的作用特点是（ ）
A. 加强心肌收缩力，输出量增加
B. 较少引起心律失常
C. 扩张肾血管增加尿量
D. 对中枢影响小
E. 支气管扩张

2. 间羟胺与去甲肾上腺素相比，前者的优点是（ ）
A. 作用时间较长
B. 升压作用弱
C. 心脏作用弱，较少引起心律失常
D. 可肌注给药
E. 肾血管收缩弱，较少引起少尿

3. 去甲肾上腺素与肾上腺素相比，前者的特点是（ ）
A. 收缩皮肤粘膜、内脏血管显著
B. 肾血管收缩，明显减少肾血流量
C. 只能静脉滴注
D. 兴奋心脏强
E. 扩张支气管强

4. 异丙肾上腺素与肾上腺素相比，前者的特点是（ ）
A. 扩张支气管强
B. 骨骼肌及内脏血管扩张明显
C. 外周阻力明显下降
D. 兴奋心脏作用强
E. 可治疗过敏性休克

5. 麻黄碱与肾上腺素相比，前者的特点是（ ）
A. 可口服
B. 升压作用缓慢、温和、持久

C. 中枢兴奋明显

D. 支气管扩张作用弱

E. 反复应用不易产生耐受性。

6. 常用于心脏骤停的药物有（　　）

A. 去甲肾上腺素

B. 肾上腺素

C. 异丙肾上腺素

D. 麻黄碱

E. 阿托品

7. 去甲肾上腺素静滴外漏引起组织坏死，可采用治疗措施有（　　）

A. 静脉滴注阿托品

B. 静脉滴注山莨菪碱

C. 酚妥拉明局部注射

D. 普鲁卡因局部封闭

E. 局部热敷

8. 异丙肾上腺素对心脏作用特点是（　　）

A. 使心输出量增加

B. 直接激动心脏 β_2 受体

C. 直接激动心脏 β_1 受体

D. 加强心肌收缩力

E. 心肌耗氧量增加

9. 下列对肾脏血管有收缩作用的药物有（　　）

A. 去甲肾上腺素

B. 肾上腺素

C. 多巴胺

D. 异丙肾上腺素

E. 间羟胺

10. 肾上腺素的主要不良反应有（　　）

A. 过速型心律失常

B. 局部组织坏死

C. 血压升高

D. 烦躁、头痛、焦虑

E. 呼吸困难

11. 异丙肾上腺素具有（　　）

A. 收缩支气管粘膜血管

B. 使肾血管收缩

C. 使骨骼肌血管扩张

D. 使收缩压升高，舒张压降低

E. 加快传导，心率增加

12. 肾上腺素与异丙肾上腺素相同的适应证是（　　）

A. 过敏性休克

B. 鼻粘膜和齿龈出血

C. 支气管哮喘

D. 与局麻药配伍

E. 心脏骤停

三、问答题

1. 简述肾上腺素治疗过敏性休克的药理学基础。
2. 简要分析先用 α 受体阻断药后再用肾上腺素，血压的变化及其原因。
3. 简述多巴胺用于休克治疗的药理学基础。
4. 简述间羟胺取代去甲肾上腺素用于休克早期的原因。
5. 简述异丙肾上腺素的主要不良反应。

参考答案

一、单选题

1.D　2.E　3.B　4.B　5.C　6.D　7.D　8.D
9.E　10.C　11.C　12.D

二、多选题

1.ABCD	2.ABCDE	3.ABC	4.ABCD	5.ABCD	6.BC
7.CDE	8.ACDE	9.ABE	10.ACD	11.CDE	12.CE

三、问答题

1. 肾上腺素可激动心脏 β_1 受体，使心脏收缩力及输出量增加。激动 β_2 受体使支气管平滑肌松弛及减少过敏介质释放，缓解呼吸困难。激动 α_1 受体使皮肤粘膜及内脏血管收缩，改善支气管粘膜水肿及使血压升高，缓解过敏性休克症状。作用快，疗效好，给药方便(皮下、肌注及静注)。常首选治疗过敏性休克。
2. 先用 α 受体阻断药后再用肾上腺素，使原来肾上腺素的升压翻转为降压。其原因是肾上腺素能激动 α、β 受体，前者使皮肤粘膜及内脏血管收缩，β_2 受体使骨骼肌、腹腔内脏血管、冠脉扩张。先用 α 受体阻断药阻断 α 受体的缩血管作用，再用肾上腺素，则表现出 β_2 受体激动的扩血管作用，引起血压下降。
3. 多巴胺激动 α、β 及 DA 受体，对外周 β_2 受体作用弱，激动心脏 β_1 受体，使心脏收缩力及输出量增加。激动外周 α 受体使皮肤粘膜血管收缩，对肾、肠系膜、冠脉（DA 受体）扩张，增加重要脏器血流，改善肾功能，增加尿量，防止内脏器官及肾功能衰竭，故常用于感染性、出血性、心源性等休克，尤适用于心收缩力降低、尿量减少休克患者。
4. 间羟胺除直接兴奋 α 受体外还可促进神经末梢释放 NA，兴奋心脏作用弱，较少引起心律失常，对肾血管收缩很弱。很少引起少尿。作用持久，可肌注给药，应用方便。
5. 主要不良反应有心悸、头痛、头晕，剂量过大或过频可引起心动过速甚至心律失常，反复用药易出现耐受性。

（孙颂三）

第十章　抗肾上腺素药

学 习 要 点

熟悉本章药物可分为①α受体阻断药，常用药物有短效的酚妥拉明、妥拉苏林和长效酚苄明；②β受体阻断药，常用 β_1、β_2 受体阻断药普萘洛尔，β_1 受体阻断药美托洛尔、阿替洛尔及③α、β受体阻断药拉贝洛尔（见第二十二章抗高血压药）。掌握酚妥拉明、普萘洛尔的作用、机制、应用及主要不良反应。熟悉妥拉苏林、酚苄明、美托洛尔和阿替洛尔的作用特点及不良反应。

（一）α受体阻断药

1. 酚妥拉明　可直接阻断α受体，松弛血管平滑肌，扩张血管、血压下降。因血压下降可反射性兴奋交感神经和阻断突触前膜 α_2 受体，促进NA释放可使心脏兴奋。此外还有拟胆碱和组胺样作用。用于治疗外周血管痉挛性疾病，静滴NA外漏时组织坏死，抗休克（适用于明显血管痉挛，外阻增高，心排血量低的患者），急性心肌梗死，充血性心衰及嗜铬细胞瘤引起的高血压危象等。不良反应有体位性低血压、恶心、呕吐、腹痛、腹泻和胃酸分泌增加等。

2. 妥拉苏林　其特点是α受体阻断作用比酚妥拉明弱，不良反应较多，多作局部应用。

3. 酚苄明　其作用特点是出现慢，强而持久，无拟胆碱作用和组胺样作用。用于血管痉挛性疾病，抗休克和嗜铬细胞瘤引起血压升高等。不良反应有低血压、心悸、恶心、呕吐及鼻塞等。

（二）β受体阻断药

1. 普萘洛尔（心得安）口服易吸收，但个体差异大。作用有①心脏 β_1 受体阻断：使心肌收缩力减弱、心率传导减慢、心输出量减少、心肌耗氧量减少、血压下降。②血管 β_2 受体阻断：外周血管张力增加，冠脉流量可减少。③支气管平滑肌收缩。④代谢降低：脂肪分解减少，血糖下降，抑制肾素释放。⑤无内在拟交感活性。用于心绞痛、高血压、心律失常等。主要不良反应：一般如恶心、呕吐、腹泻、头晕、失眠、噩梦等。严重不良反应如心衰、房室传导阻滞、诱发或加重支气管哮喘，突然停药可引起病情恶化的反跳现象。心功能不全，严重低血压，窦性心动过缓，房室传导阻滞，支气管哮喘及外周血管痉挛性疾病等禁用。

2. 美托洛尔和阿替洛尔　对 β_1 受体选择性高，不良反应较少。

测 试 题

一、单选题

1. 可翻转肾上腺素升压作用的药物是 （ ）
   A. N受体阻断药
   B. α受体阻断药
   C. M受体阻断药
   D. β受体阻断药
   E. H_1受体阻断药
2. 下列治疗外周血管痉挛性疾病的药物是 （ ）
   A. 普萘洛尔
   B. 多巴胺
   C. 酚妥拉明
   D. 东莨菪碱
   E. 多巴酚丁胺
3. 普萘洛尔的禁忌证是（ ）
   A. 窦性心动过速
   B. 高血压
   C. 心绞痛
   D. 甲状腺功能亢进
   E. 支气管哮喘
4. β受体阻断剂可引起（ ）
   A. 增加肾素分泌
   B. 房室传导加快
   C. 血管收缩和外周阻力增加
   D. 增加脂肪分解
   E. 增加糖原分解
5. 普萘洛尔具有（ ）
   A. 选择性β_1受体阻断
   B. 内在拟交感活性
   C. 个体差异小
   D. 口服易吸收，但首过效应大
   E. 血糖增加
6. 对β_1受体阻断作用的药物是（ ）
   A. 酚妥拉明
   B. 酚苄明
   C. 美托洛尔
   D. 拉贝洛尔
   E. 普萘洛尔
7. 过量酚妥拉明引起血压过低时，其升压可用（ ）
   A. 肾上腺素静滴
   B. 去甲肾上腺素皮下注射
   C. 肾上腺素皮下注射
   D. 去甲肾上腺素静滴
   E. 异丙肾上腺素静滴
8. 能对抗肾上腺素收缩血管的药物是 （ ）
   A. 阿托品
   B. 普萘洛尔
   C. 多巴胺
   D. 酚苄明
   E. 新斯的明
9. 具有明显降眼压作用的β受体阻断药是 （ ）
   A. 拉贝洛尔
   B. 吲哚洛尔
   C. 普萘洛尔
   D. 美托洛尔
   E. 噻吗洛尔
10. 普萘洛尔阻断突触前膜β受体，可引起 （ ）
   A. 心率加快
   B. 外周血管收缩
   C. 去甲肾上腺素释放减少
   D. 去甲肾上腺素释放增加
   E. 心率减慢

二、多选题

1. 普萘洛尔阻断β_1受体可使（ ）
   A. 心肌收缩力降低

B. 传导减慢
C. 心率减慢
D. 心输出量减少
E. 心肌耗氧量降低

2. 酚妥拉明的临床应用有（　）
A. 嗜铬细胞瘤引起高血压
B. 顽固性心功能不全
C. 外周血管痉挛性疾病
D. 抗休克
E. 抗心律失常

3. 竞争性α受体阻断药是（　）
A. 酚苄明
B. 妥拉苏林
C. 拉贝洛尔
D. 酚妥拉明
E. 美托洛尔

4. β受体阻断药的严重不良反应有（　　）
A. 过敏性休克
B. 突然停药引起反跳现象
C. 再生障碍性贫血
D. 急性心力衰竭
E. 支气管哮喘

5. 普萘洛尔具有下列的特点是（　　）
A. 个体差异大
B. 口服生物利用度高
C. 非选择性β受体阻断药
D. 抑制肾素释放
E. 具有内在拟交感活性

6. 酚妥拉明常见不良反应有（　）
A. 升高血压
B. 心率减慢
C. 恶心、呕吐、腹痛
D. 心悸和鼻塞
E. 体位性低血压

7. β受体阻断药可用于治疗（　）
A. 高血压
B. 心绞痛
C. 休克
D. 过速型心律失常
E. 甲状腺功能亢进

8. 普萘洛尔的禁忌证是（　　）
A. 心功能不全
B. 支气管哮喘
C. 窦性心动过缓
D. 重度房室传导阻滞
E. 高血压

三、问答题

1. 简述酚妥拉明治疗顽固性心功能不全的药理学基础。
2. 简述β受体阻断药的外周β受体阻断及其效应变化。
3. 简述长期用普萘洛尔治疗突然停药常可引起反跳现象及其原因。

参考答案

一、单选题

1.B　2.C　3.E　4.C　5.D　6.C　7.D　8.D
9.E　10.C

二、多选题

1.ABCDE　2.ABCD　3.BD　4.BDE　5.ACD　6.CDE
7.ABDE　8.ABCD

三、问答题

1. 酚妥拉明可阻断 α 受体及直接松弛血管平滑肌，使小动脉、小静脉舒张。小动脉舒张，外周阻力降低，心后负荷减轻；小静脉舒张，回心血量减少，心前负荷减轻，且可降低毛细血管压，减轻肺水肿；同时阻断突触前膜 α_2 受体，使去甲肾上腺素释放增加，使心收缩力、输出量增加，对心功能不全有一定疗效。
2. 心脏 β_1 受体阻断：使心收缩力、传导、心率、心输出量及心肌耗氧量降低。血管 β_2 受体阻断：可引起血管收缩，使冠脉血流减少。支气管 β_2 受体阻断：引起支气管收缩，诱发哮喘。突触前膜 β 受体阻断，NE 分泌减少。另外可抑制脂肪和糖原分解及肾素分泌减少等。
3. 长期应用 β 受体阻断药突然停药后常引起原病加重，如高血压者的血压突然上升，严重心律失常或心绞痛发作次数增加及病情加重，甚至急性心梗和猝死。此种现象为反跳现象。目前认为长期用药后 β 受体数目增加，一旦停药，对儿茶酚胺敏感性增加的结果。故需停药前必须逐渐减量停药，以免发生反跳现象。

（孙颂三）

第十一章　麻　醉　药

学 习 要 点

（一）全麻药

全身麻醉药能抑制中枢神经系统，使意识、痛觉和反射逐渐消失，骨骼肌部分松弛，或完全松弛，主要用于外科手术。

熟悉全麻药分为吸入性麻醉药和静脉麻醉药。吸入性麻醉药包括挥发性液体（麻醉乙醚、氟烷、异氟烷、恩氟烷）和氧化亚氮；静脉麻醉药包括硫喷妥钠、氯胺酮、羟丁酸钠。熟悉吸入麻醉药吸入肺泡，经肺泡动脉入血到达脑组织，再由呼吸道排出，麻醉深度易控制，较安全，静脉麻醉药排泄较慢，不易控制，安全性小的特点。

了解常用药物有：

1. 麻醉乙醚　麻醉作用强、麻醉分期明显、安全范围较大、肌松完全，乙醚对呼吸道局部刺激性强，麻醉前应用适量阿托品；因诱导期长，易燃易爆，现已少用。

2. 氟烷　主要优点是麻醉作用较乙醚强、且无刺激性，缺点是肌松作用和镇痛作用较差，临床主要适用于浅麻醉。

3. 恩氟烷　对呼吸道无刺激、麻醉效能较强，是目前临床常用的吸入性麻醉药。

4. 氧化亚氮（笑气）　对呼吸道无刺激、镇痛作用较强、麻醉效能低、肌松不完全，临床主要用于诱导麻醉。

5. 硫喷妥钠　起效快、维持时间短，药液刺激性强，镇痛作用差、肌松不完全。临床适用于基础麻醉和诱导麻醉。熟悉本药不良反应及体内过程特点。

6. 氯胺酮　麻醉起效快、镇痛作用强、维持时间短，适用于小手术及诱导麻醉。

（二）局部麻醉药

局麻药作用机制是通过阻滞 Na^+ 内流，阻断神经冲动的产生和传导，使局部痛觉暂时消失，产生局麻作用，病人在意识清醒状态下接受手术治疗。局麻药在吸收后可导致中枢神经系统的先兴奋后抑制的现象，严格掌握用药剂量，熟悉中毒症状及时抢救，局麻药的惊厥是因抑制减弱引起，不是兴奋加强所致，故惊厥时禁用中枢抑制药，局麻药应用时加少量肾上腺素的目为是延长局麻时间，减少吸收。

熟悉常用局麻药有：

1. 普鲁卡因　穿透力弱、作用弱、毒性小，用药前需作皮肤过敏试验，用药时应避免和磺胺药及强碱药物同时使用；熟悉普鲁卡因吸收过量引起的中毒症状；临床用于除表面麻醉外的其他局麻。

2. 利多卡因　穿透力强、作用快、维持时间长，临床应用于各种局麻。

3. 丁卡因　穿透力强、作用及毒性较普鲁卡因大，持续时间长，本药不用于浸润麻醉。

测 试 题

一、单选题

1. 下列适用于吸入麻醉的药物是（　　）
A. 硫喷妥钠
B. 氯胺酮
C. 麻醉乙醚
D. 羟丁酸钠
E. 普鲁卡因

2. 局麻药中加入少量肾上腺素的目的是（　　）
A. 延长局麻时间，减少吸收
B. 防止出血
C. 防止血压下降
D. 防止麻醉后心率减慢
E. 促进局麻药吸收

3. 为减少吸入麻醉时刺激呼吸道腺体的分泌，常选用（　　）
A. 肾上腺素
B. 去甲肾上腺素
C. 阿托品
D. 多巴胺
E. 异丙肾上腺素

4. 常用的静脉麻醉药物是（　　）
A. 氟烷
B. 氧化亚氮
C. 丁卡因
D. 硫喷妥钠
E. 恩氟烷

5. 普鲁卡因不用于（　　）
A. 表面麻醉
B. 浸润麻醉
C. 传导麻醉
D. 硬膜外麻醉
E. 蛛网膜下腔麻醉

6. 下列局麻作用最强的药物是（　　）
A. 普鲁卡因
B. 丁卡因
C. 利多卡因
D. 硫喷妥钠
E. 麻醉乙醚

7. 下列局麻作用最弱的药物是（　　）
A. 普鲁卡因
B. 丁卡因
C. 利多卡因
D. 硫喷妥钠
E. 麻醉乙醚

8. 具有抗心律失常作用的局麻药是（　　）
A. 普鲁卡因
B. 丁卡因
C. 利多卡因
D. 硫喷妥钠
E. 麻醉乙醚

二、多选题

1. 硫喷妥钠的不良反应有（　　）
A. 支气管痉挛
B. 静注漏出血管外使组织损伤或坏死
C. 血糖升高
D. 呼吸抑制
E. 腹痛腹泻

2. 局麻药中毒的表现有（　　）
A. 烦躁不安，震颤惊厥
B. 高热
C. 血压升高
D. 中枢先兴奋后抑制
E. 呼吸抑制

3. 蛛网膜下腔麻醉可选用的药物有（　　）
A. 普鲁卡因

B. 丁卡因
C. 利多卡因
D. 硫喷妥钠
E. 麻醉乙醚
4. 浸润麻醉可选用的药物有（　　）
A. 普鲁卡因
B. 丁卡因
C. 利多卡因
D. 硫喷妥钠
E. 麻醉乙醚
5. 普鲁卡因吸收过量可引起（　　）
A. 中枢兴奋、抽搐
B. 血压下降
C. 心律失常
D. 呼吸衰竭而死亡
E. 口唇麻木感
6. 麻醉前用药的目的是（　　）
A. 镇静，提高麻醉的安全性
B. 增强麻醉效果
C. 预防和对抗某些麻醉药的不良反应
D. 促进麻醉药的排泄
E. 缩短麻醉时间
7. 乙醚用作全身麻醉的特点是（　　）
A. 安全性大
B. 诱导期短
C. 麻醉作用较强
D. 肌肉松弛完全
E. 过量可抑制呼吸和循环
8. 与普鲁卡因有配伍禁忌的药物有（　　）
A. 磺胺类药
B. 肾上腺素
C. 地西泮
D. 苯巴比妥
E. 洋地黄类

三、简答题

1. 简述局麻药与少量肾上腺素配伍应用的药理学基础。
2. 简述普鲁卡因的临床应用及药疗监护事项。

参考答案

一、单选题

1.C　2.A　3.C　4.D　5.A　6.B　7.A　8.C

二、多选题

1.ABD　2.ADE　3.AB　4.AC　5.ABCD　6.ABC　7.ACDE　8.AE

三、简答题

1. 因局麻药扩张血管，可加速药物自身吸收，如在局麻药中加入少量肾上腺素，可使注射部位局部血管收缩，延缓局麻药的吸收，延长局部麻醉时间，减少吸收中毒。一般100ml局麻药中加入0.1%肾上腺素0.2～0.4ml。
2. 普鲁卡因可用于除表面麻醉外的其他局麻手术，还可用于局部封闭止痛。应用普鲁卡因前询问病人有无过敏史，首次应用要作皮试；应用时严格控制剂量，防止过量引起不良反应；做浸润麻醉和传导麻醉时注意抽回血，以免药液误入血管，产生中毒；早期发现中毒症状，及时抢救。

（郭　维）

第十二章　镇静催眠药

学习要点

镇静药是指能引起中枢神经抑制、控制过度兴奋、不安及烦躁情绪的药物；催眠药是指对中枢神经系统有较深抑制作用，引起类似正常睡眠状态，从而改善睡眠的药物。

(一) 苯二氮䓬类（BZ)：根据半衰期可分为①长效类：地西泮（安定)、氟西泮、氯氮䓬（利眠宁)；②中效类：硝西泮、氯硝西泮；③短效类：三唑仑（海洛神)、艾司唑仑（舒乐安定）等。

1. 掌握本类药的药理作用、应用和不良反应

(1) 抗焦虑作用：小剂量能减轻或消除焦虑不安，紧张及恐惧。其抗焦虑作用可能与其对脑的边缘系统功能有关，是抗焦虑症状的常用药。

(2) 镇静催眠作用：中等剂量的 BZ 有明显镇静催眠作用，熟悉其机制为作用于苯二氮䓬受体，增加 GABA 与 GABA 受体的亲和力，增强 GABA 抑制性神经的作用。掌握本类药与巴比妥类比较，其优点是：①对呼吸影响小；②对肝药酶无诱导作用；③嗜睡等不良反应轻，耐受性、依赖性和停药后反跳现象比巴比妥类轻，安全范围较大。

(3) 抗惊厥和抗癫痫作用：抑制惊厥灶异常放电向外扩散，可用于控制癫痫持续状态，地西泮（安定）为首选药。

(4) 中枢骨骼肌松弛作用：小剂量抑制中枢网状结构下行激活系统对脊髓运动神经元的激活，大剂量对脊髓多突触反射有抑制作用，因此有较强的肌松作用。

2. 临床应用

(1) 抗焦虑：常用于各种焦虑状态。(2) 镇静催眠：对各种原因引起的失眠均有疗效，根据失眠的症状不同，选择用药。(3) 抗惊厥及抗癫痫：常用地西泮、硝西泮等，持续状态时可静注地西泮。(4) 麻醉前用药：地西泮等。

3. 不良反应：主要有头晕、乏力、困倦等、大剂量时可导致共济失调、口齿不清、意识障碍、过量可引起呼吸抑制或昏迷。

(二) 巴比妥类：包括有长效类：苯巴比妥；中效类：异戊巴比妥；短效类：司可巴比妥，速可眠等。

熟悉作用机制、应用和不良反应：

抑制中枢神经系统：随其加大剂量由浅入深的相继发生镇静、催眠、抗惊厥和麻醉作用。可选择性抑制脑干网状结构上行激活系统。中毒剂量明显影响呼吸功能，是巴比妥类中毒的致死原因。

应用：(1) 镇静催眠；(2) 抗惊厥及抗癫痫：常用苯巴比妥，可用于癫痫大发作和控制癫痫持续状态。(3) 静脉麻醉：硫喷妥钠。

不良反应：主要有后遗作用、耐药性及依赖性、停药产生戒断症状，少数可有反常的兴奋不安等。

测 试 题

一、单选题

1. 下列不属于苯二氮䓬类的药物是（　）
A. 氯氮䓬
B. 奥沙西泮
C. 眠而通
D. 劳拉西泮
E. 艾司唑仑

2. 地西泮不用于（　）
A. 高热惊厥
B. 麻醉前给药
C. 焦虑症或失眠症
D. 诱导麻醉
E. 癫痫持续状态

3. 下列地西泮叙述错误项是（　）
A. 具有广谱的抗焦虑作用
B. 具有催眠作用
C. 具有抗抑郁作用
D. 具有抗惊厥作用
E. 可治疗癫痫持续状态

4. 地西泮抗焦虑作用主要作用部位是（　）
A. 大脑皮质
B. 中脑网状结构
C. 下丘脑
D. 纹状体
E. 边缘系统

5. 抢救巴比妥类急性中毒时，不应采取的措施是（　）
A. 洗胃
B. 给氧、维持呼吸
C. 注射碳酸氢钠，利尿
D. 给予催吐药
E. 给升压药、维持血压

6. 对早醒的患者不宜选用（　）
A. 三唑仑
B. 氟西泮
C. 硝西泮
D. 氯硝西泮
E. 艾司唑仑

7. 地西泮的作用机制是（　）
A. 直接抑制中枢神经系统
B. 直接作用于 GABA 受体起作用
C. 作用于苯二氮䓬受体，增加 GABA 与 GABA 受体亲和力
D. 直接抑制网状结构上行激活系统
E. 诱导生成一种新蛋白质而起作用

二、多选题

1. 对镇静催眠药论述下列正确的是（　）
A. 能引起类似生理性睡眠，称为催眠药。
B. 使中枢神经系统抑制，抑制过度兴奋。
C. 具有抗惊厥作用。
D. 多数具有耐药性和依赖性。
E. 大剂量具有抗精神病作用。

2. 苯二氮䓬类的不良反应的是（　）
A. 多数具有乏力、困倦、头晕等。
B. 大剂量时可有共济失调，言语不清。
C. 严重时可有意识障碍。
D. 长期大量应用引起耐药性及依赖性，突然停药，产生戒断症状。
E. 过量常易引起死亡。

3. 苯二氮䓬类与巴比妥类相比，催眠作用的优点是（　）
A. 对呼吸影响小。
B. 对肝药酶无诱导作用。
C. 耐药性及依赖性轻。
D. 镇静及抗惊厥作用强。
E. 戒断综合征的症状轻。

4. 具有抗癫痫作用的镇静催眠药是（　）
A. 地西泮
B. 苯巴比妥

C. 三唑仑
D. 司可巴比妥
E. 硝西泮
5. 孕妇不可长期服用地西泮的原因（　　）
A. 可引起胎儿畸形。
B. 可引起新生儿体温下降。
C. 可引起新生儿体重过大。
D. 可引起新生儿产生戒断症状。
E. 可引起新生儿肌力下降。

三、名词解释

1. 镇静药
2. 催眠药

四、问答题

1. 试述巴比妥类药物急性中毒的抢救原则。
2. 试述 BZ 类产生药物依赖后，突停之后产生戒断症状的表现及其预防。
3. 列举出各两种苯二氮䓬类短效及长效催眠药。

参考答案

一、单选题

1.C　2.D　3.C　4.E　5.D　6.A　7.C

二、多选题

1.ABCD　2.ABCD　3.ABCE　4.ABE　5.ABDE

三、名词解释

1. 镇静药是使中枢神经抑制，使兴奋、不安及烦躁的情绪趋于正常的药物。
2. 催眠药是能较快，较深的抑制中枢神经系统，引起类似正常睡眠状态，从而改善睡眠的药物。

四、问答题

1. 巴比妥类急性中毒的抢救原则：
①排除毒物：洗胃，给盐类泻药
②支持疗法：维持呼吸（人工呼吸、气管插管）和血压
③加速排泄：给利尿剂
④严重休克时，必要时给予输血或血液透析
2. 戒断症状的表现是：恶心、腹泻、便秘、震颤、失眠、坐立不安、流鼻涕等症状在早期出现，严重时可出现幻觉、头痛、心慌意乱甚至惊厥，戒断症状多数在突然停药物后2~3天发生。预防：缓慢减药，不可突然停用。

3. 短效药治疗入睡困难，如三唑仑、阿普唑仑；长效药治疗早醒，如地西泮、氯西泮等。

（赵友文）

第十三章　抗癫痫药和抗惊厥药

学习要点

（一）抗癫痫药

了解癫痫病发作的常见临床类型有①大发作，②失神小发作，③精神运动性发作，④限局性发作等。

掌握苯妥英钠主要用于治疗癫痫大发作效好，对精神运动性发作、局限性发作也有效，对失神小发作无效。其作用机制是通过稳定神经细胞膜、降低细胞膜对 Na^{+} 和 Ca^{2+} 的通透性，从而降低细胞膜的通透性，阻止病灶部位的异常放电向周围正常组织扩散。而对病灶本身的高频放电无抑制作用。本品具有神经细胞膜稳定作用，可用于治疗三叉神经痛、坐骨神经痛及抗心律失常。不良反应及监护内容：①胃肠道反应如恶心、食欲不振、胃痛等，可选饭后服药；②神经系统反应如眩晕、头痛、共济失调等，注意搀扶病人；③造血系统影响，长期服苯妥英钠可引起巨细胞贫血、白细胞和血小板减少，需定期查血常规；④过敏反应如皮疹较常见；⑤其他反应有齿龈增生，应注意保持口腔卫生和经常按摩齿龈，骨痛，女性多毛症及致畸等。了解苯妥英钠不宜作肌肉注射，因吸收不全且易形成硬结，也不可与其他药物混合和静脉给药，以防沉淀，静脉注射要稀释，注射液混浊时不可再用。用药后可能出现红色尿，需事先告知患者无妨。

熟悉苯巴比妥是通过选择性抑制癫痫病灶异常放电并阻止其扩散，治疗大发作和癫痫持续状态有效。了解扑痫酮（扑米酮）主要用于大发作、限局性发作及精神运动性发作有效，对失神小发作无效。不良反应有嗜睡、恶心、白细胞减少等，用药开始嗜睡明显，需注意搀扶病人。

熟悉丙戊酸钠可用于各型癫痫，不良反应：①恶心、呕吐；②嗜睡、共济失调，注意搀扶病人；③脱发；④对肝脏有损害，需定期查肝功能等。

熟悉卡马西平（酰胺咪嗪）对精神运动性发作为首选，其次用于大发作、限局性发作，对失神小发作效差。对三叉神经痛、舌咽神经痛疗效优于苯妥英钠。不良反应和监护内容：①头痛、头晕、嗜睡；②共济失调，眼球震颤、手颤等患者应加强护理，注意搀扶病人，老人尤易发生需密切观察；③恶心、呕吐、胃不适；④过敏反应，多见皮疹，询问有过敏史者不用；⑤白细胞、血小板减少，需定期查血常规。

了解乙琥胺对小发作效好。

（二）抗惊厥药

常用药有苯巴比妥、地西泮（安定）、硫酸镁等。

掌握硫酸镁注射给药可引起中枢抑制、心肌抑制、扩张外周血管及骨骼肌松弛等作用，可用于治疗妊娠子痫、破伤风惊厥及用于高血压危象、高血压脑病患者降压，口服则呈导泻和利胆作用。不良反应和监护内容：硫酸镁中枢抑制作用安全范围小，用量需特别注意，过量易引起呼吸抑制、血压剧降、心跳停止等。过量中毒可用钙剂解救。

测 试 题

一、单选题

1. 治疗三叉神经痛对下列首选药是（　）
   A. 苯妥英钠
   B. 扑痫酮
   C. 卡马西平
   D. 哌替啶
   E. 氯丙嗪
2. 下列最有效的治疗癫痫大发作及限局性发作药是（　）
   A. 苯巴比妥
   B. 地西泮（安定）
   C. 乙琥胺
   D. 苯妥英钠
   E. 卡马西平
3. 癫痫持续状态的首选药物是（　）
   A. 硫喷妥钠
   B. 苯妥英钠
   C. 地西泮（安定）
   D. 水合氯醛
   E. 氯丙嗪
4. 苯巴比妥不宜用于（　）
   A. 癫痫大发作
   B. 癫痫持续状态
   C. 限局性发作
   D. 精神运动性发作
   E. 失神小发作
5. 苯妥英钠不宜用于（　）
   A. 失神小发作
   B. 癫痫大发作
   C. 眩晕、头痛、共济失调
   D. 精神运动性发作
   E. 限局性发作

二、多选题

1. 苯妥英钠不良反应有（　）
   A. 胃肠道反应
   B. 呼吸抑制
   C. 眩晕、头痛、共济失调
   D. 皮疹、齿龈增生
   E. 巨幼红细胞贫血
2. 丙戊酸钠可（　）
   A. 对各种类型癫痫都有疗效
   B. 对失神小发作疗效优于乙琥胺
   C. 对大发作优于苯妥英钠
   D. 损害肝脏
   E. 恶心、呕吐
3. 下列对癫痫失神小发作疗效好的药物是（　）
   A. 乙琥胺
   B. 卡马西平
   C. 丙戊酸钠
   D. 苯妥英钠
   E. 苯巴比妥
4. 卡马西平（酰胺咪嗪）的不良反应有（　）
   A. 白细胞、血小板减少
   B. 共济失调
   C. 眼球震颤
   D. 头痛、头晕
   E. 胃肠道反应
5. 注射硫酸镁引起急性中毒的症状有（　）
   A. 腹泻
   B. 呼吸抑制
   C. 过敏反应
   D. 血压剧降
   E. 心脏停搏

三、问答题

1. 简述苯妥英钠抗癫痫作用和作用机制。

参考答案

一、单选题

1.C　　2.D　　3.C　　4.E　　5.A

二、多选题

1.ACDE　　2.ABDE　　3.AC　　4.ABCDE　　5.BDE

三、问答题

1. 苯妥英钠抗癫痫作用强，对大发作、限局性发作疗效好，对精神运动性发作次之，对失神小发作无效。其作用机制主要通过稳定神经细胞膜，降低细胞膜对 Na^+ 和 Ca^{2+} 的通透性，从而降低细胞的兴奋性，阻止癫痫病灶异常放电向周围正常脑组织扩散，但不直接抑制病灶局部的高频放电。

（肖顺贞）

第十四章　抗震颤麻痹药

学习要点

了解震颤麻痹（帕金森病）是一组锥体外系统变性的疾病，常表现为进行性运动缓慢、肌僵直、少动及静止性震颤等，系因脑纹状体内多巴胺含量下降，多巴胺能神经功能障碍所致。治疗震颤麻痹药物主要分两类：一类是拟多巴胺类药，补充脑内多巴胺含量和激动脑内多巴胺受体；另一类是胆碱受体阻断药，通过中枢抗胆碱作用以缓解症状。

熟悉左旋多巴本身无药理活性，其作用机制在于吸收后大部分在外周被脱羧酶转变为多巴胺而引起许多不良反应，口服的左旋多巴仅1%可进入中枢神经系统，补充纹状体内多巴胺不足，故服药量大，吸收快，个体差异大，用药后需数周才显效，是目前治疗震颤麻痹最有效药物之一。左旋多巴能在脑内进一步转变成去甲肾上腺素，使肝昏迷病人症状暂时缓解，也用于治疗肝昏迷，但不能改善肝功能。

掌握左旋多巴不良反应：（1）胃肠道反应，宜饭后服药；（2）心血管反应，常见体位性低血压。本品代谢物对β受体有激动作用，可引起心动过速或心律失常；（3）不自主异常运动，长期用药引起不随意运动，还可出现“开－关现象”、运动功能障碍等；（4）精神障碍，如失眠、焦虑、抑郁、甚至幻觉、妄想、躁狂等，停药后好转，应密切观察病人，注意减量或停药。维生素 B_6 是多巴脱羧酶的辅基，可加速左旋多巴在外周脱羧而加重不良反应，降低疗效，故不宜单与左旋多巴同用。

掌握左旋多巴增效剂卡比多巴（α－甲基多巴）和苄丝肼，通过抑制外周多巴脱羧酶，从而减少左旋多巴在外周生成多巴胺，增加脑内多巴，则减少不良反应，提高疗效，本类药常与左旋多巴配伍制成片剂或胶囊应用。

了解金刚烷胺对震颤麻痹特点，但疗效不如左旋多巴，而优于中枢抗胆碱药，作用快，维持时间短，与左旋多巴合用起协同作用；不良反应常见头痛、易激动、眩晕、共济失调、胃肠道反应、口干、体位性低血压、视力模糊等。熟悉溴隐亭可直接激动中枢多巴胺受体，疗效与多巴胺相似，副作用较少。

熟悉中枢胆碱受体阻断药苯海索（安坦）通过降低纹状体内乙酰胆碱系统的兴奋性，从而缓解震颤麻痹的症状，不良反应多见口干、散瞳、尿潴留、便秘、视力模糊、眩晕等，少数患者可有精神障碍，青光眼患者禁用，不良反应较多。卡马特灵（开马君）与苯海索相似。

测 试 题

一、单选题

1. 下列能增加左旋多巴疗效同时又减轻不良反应的药物是（　　）
   A. 金刚烷胺
   B. 维生素 B_6
   C. 卡比多巴
   D. 利血平
   E. 溴隐亭
2. 溴隐亭治疗震颤麻痹（帕金森病）的作用机制是（　　）
   A. 激动中枢多巴胺受体
   B. 直接补充脑内多巴胺
   C. 减少多巴胺降解
   D. 阻断中枢多巴胺受体
   E. 阻断中枢胆碱受体
3. 苯海索（安坦）的作用是（　　）
   A. 激动中枢胆碱受体
   B. 直接补充脑内多巴胺
   C. 阻断中枢多巴胺受体
   D. 阻断中枢胆碱受体
   E. 激动中枢多巴胺受体
4. 左旋多巴的作用机制是（　　）
   A. 抑制多巴胺再摄取
   B. 在脑内转变为多巴胺补充不足
   C. 直接激动多巴胺受体
   D. 阻断中枢胆碱受体
   E. 阻断中枢多巴胺受体
5. 下列能促进左旋多巴脱羧反应，但不宜与左旋多巴合用的药是（　　）
   A. 金刚烷胺
   B. 卡马特灵
   C. 苯海索
   D. 维生素 B_6
   E. 卡比多巴

二、多选题

1. 治疗震颤麻痹（帕金森病）药可分为（　　）
   A. 中枢多巴胺受体阻断剂
   B. 多巴胺脱羧酶激活剂
   C. 拟多巴胺类药
   D. 中枢胆碱受体阻断药
   E. 中枢胆碱受体激动药
2. 对氯丙嗪引起的帕金森综合征有治疗作用的药物有（　　）
   A. 左旋多巴
   B. 卡比多巴
   C. 苯海索（安坦）
   D. 金刚烷胺
   E. 卡马特灵
3. 左旋多巴的特点有（　　）
   A. 吸收快，需用药 2~3 周才显效
   B. 半衰期个体差异大
   C. 不产生精神障碍
   D. 合用维生素 B_6 可增加疗效
   E. 卡比多巴可减少左旋多巴不良反应

三、问答题

1. 简述左旋多巴治疗震颤麻痹（帕金森病）的主要不良反应及其防治？

参 考 答 案

一、单选题

1.C　　2.A　　3.D　　4.B　　5.D

二、多选题

1.CD　　2.CE　　3.ABE

三、问答题

左旋多巴的主要外周不良反应：1. 胃肠道反应，宜饭后服药；2. 心血管反应，常见体位性低血压。应嘱患者服药后在卧床起立时，动作应缓慢，本品还可引起心动过速、心律失常；3. 不自主运动和“开－关现象”，注意保护病人避免受伤；4. 精神障碍，需密切观察，即时提醒主治医师减量。合用卡比多巴可减少左旋多巴在外周的脱羧作用，减少不良反应。

（肖顺贞）

第十五章　抗精神失常药

学习要点

临床应用于治疗精神失常的药物，分为抗精神病药、抗躁狂药、抗抑郁药及抗焦虑药四类。

（一）抗精神病药：按化学结构分为：吩噻嗪类、硫杂蒽类、丁酰苯类等。目前又对精神分裂症的靶症状治疗效果及副反应等区别分为传统抗精神病药，以氯丙嗪为代表；新型抗精神病药，以氯氮平为代表。长效抗精神病药如五氟利多。

1. 氯丙嗪

(1) 熟悉本药的药理作用和作用机制：

①抗精神病作用：可控制兴奋、躁动等行为障碍，长期用药可缓解幻觉、妄想等思维障碍，恢复自知力。作用机制可能与阻断中脑 DA 受体，降低多巴胺递质的传递功能有关。

②镇吐作用：小剂量抑制 CTZ 的 DA 受体，大剂量直接抑制呕吐中枢。

③对体温调节中枢的影响：有降低体温的作用，不但能降低发烧体温，还能降低正常体温。若在低温环境中，可使体温下降明显。

④加强中枢抑制药作用。

⑤植物神经系统：阻断 α-肾上腺素受体及 M 胆碱受体，可出现血压下降、扩瞳，排尿及排便困难等。

⑥内分泌系统：对下丘脑多巴胺受体有阻滞作用，间接影响垂体前叶内分泌功能，抑制促性腺激素的释放，可引起闭经，增加催乳素的释放，可使乳房增大（包括男性）及泌乳，使生长激素分泌减少，因此，儿童不应长期用药。

(2) 熟悉临床应用：广泛用于治疗精神病的各种症状，如精神运动性兴奋、幻觉妄想状态、思维障碍以及行为异常。

(3) 掌握氯丙嗪的不良反应：

精神方面：①过度镇静：嗜睡、无力等。②药源性抑郁：在用药过程中出现明显抑郁情绪。③意识障碍。④紧张症状群。

神经系统方面：①锥体外系反应：表现症状有震颤麻痹综合征；急性肌张力障碍；静坐不能。②迟发性运动障碍。③抽搐或癫痫发作，可降低惊厥阈，诱发癫痫。

代谢及内分泌系统：肥胖、闭经、泌乳、阳痿及性欲减退等。

心血管系统：①体位性低血压。②心动过速。

M-受体阻断引起的口干、视力模糊、便秘及排尿困难等。

肝脏：转氨酶升高，严重时可有黄疸。

造血系统及过敏反应：粒细胞减少、溶血性贫血、再生障碍性贫血及皮疹等。

其他：①撤药反应：停药突然可引起烦躁不安、失眠、头痛、眩晕及恐惧等症状。②局部刺激：注射局部产生疼痛、肿块及无菌性脓肿。③严重不良反应：恶性综合征，猝死。

2. 了解硫利达嗪特点：和氯丙嗪同属低效价高剂量的药物，镇静作用及锥外系反应比氯丙嗪弱。因兼有抗焦虑和抗抑郁作用，广泛用于伴激动、焦虑、紧张的精神分裂症、躁狂症以及老年患者。

3. 了解奋乃静特点：最常用。作用与氯丙嗪相似，作用强，但锥外系反应较明显。

4. 了解氟哌啶醇：抗精神病作用及锥体外系作用较强。

5. 了解利培酮：为非典型抗精神病药，适应证：急、慢性精神分裂症的阳性、阴性症状以及与精神分裂症有关的情感症状，抽动障碍以及脑器质性精神障碍。副反应少，锥体外系反应小，常见的有头痛、失眠、焦虑、体重增加等不良反应。

6. 了解氯氮平：对精神分裂症的幻觉妄想、思维障碍、行为紊乱、兴奋状态等均有效。不良反应锥体外系反应轻，其他有：流涎、嗜睡等，较严重的有癫痫发作、粒细胞缺乏症。

7. 长效抗精神病药：五氟利多，主要不良反应有：头昏、乏力、嗜睡及锥外系反应。主要用于维持治疗，预防复发。

（二）抗抑郁药　用于治疗情绪低落、精神忧郁的药物。

1. 抗抑郁药按化学结构分为：单胺氧化酶抑制剂、三环类抗抑郁剂、四环类抗抑郁剂、选择性五羟色胺再摄取抑制剂以及去甲肾上腺素能和五羟色胺能再摄取抑制剂等。

2. 三环类抗抑郁剂：常用丙咪嗪，掌握其作用、应用及主要不良反应。

抑郁病人服药后，心情振奋，情绪提高，并有抗焦虑作用。机制是抑制中枢 NA 和 5－HT 的再摄取，使突触间隙 NA、5－HT 浓度升高，产生抗抑郁作用。用于各种抑郁症及焦虑、惊恐发作等。禁忌证：严重心、肝、肾疾病、青光眼、癫痫、孕妇、儿童及此类药过敏者。

不良反应有：

（1）心血管系统：心律不齐，传导阻滞，严重时发生室颤或心脏骤停。

（2）神经精神方面：诱发躁狂，精神症状加剧；阿托品样危象；震颤、抽搐、癫痫发作、意识障碍。

（3）其他：粒细胞减少、性功能障碍、闭经、升高眼内压等。

了解药物相互作用：（1）不可与单胺氧化酶抑制剂合用，换药需停药 2 周；（2）与拟交感胺类合用可产生高血压反应；（3）与巴比妥类、酒精及口服避孕药合用，降低抗抑郁疗效；（4）与吩噻嗪类药物合用：可加强抗抑郁作用。

3. 四环类抗抑郁剂

熟悉常用药：

麦普替林：其抗抑郁疗效与三环类相似，不良反应较轻，主要不良反应有：口干、视力模糊、嗜睡、便秘、少数有过敏反应、癫痫发作，心动过速等。

米安舍林：对抑郁、焦虑、自杀观念及失眠有疗效。不良反应小，因此，适用于老年人及合并躯体疾病的患者，主要不良反应为诱发癫痫、骨髓抑制引起的细胞减少。

美舒郁：适用于各种抑郁症、焦虑症及失眠症，对心脏毒性小，无抗胆碱能不良反应，故适用于老年人、青光眼患者及其他有躯体疾病的患者。不良反应：少数有口干、乏力、体位性低血压等。

4. 选择性五－羟色胺再摄取抑制剂

了解马普替林适应证对各种抑郁症、强迫症、焦虑及恐怖症等，疗效与三环类相似。

5. 去甲肾上腺素能和 5-HT 能再摄取抑制剂：

瑞美隆：具有抗抑郁、抗焦虑及改善睡眠作用。不良反应为：食欲和体重增加，镇静（嗜睡）少数有：体位性低血压、震颤、急性骨髓抑制、转氨酶升高及药疹等。禁忌证：心、肝、肾疾病、脑器质性疾病、药敏、癫痫病史者禁用。服药期间应禁酒。

（三）抗躁狂药：熟悉碳酸锂及卡马西平作用特点及主要不良反应。

1. 碳酸锂

锂盐的作用机制可能是抑制脑内 NA 的释放，促进膜对 NA 再摄取，降低突触间隙 NA 的浓度，另可干扰脑内磷脂肌醇代谢。治疗量对正常人的精神活动无影响，对躁狂症状的患者有显著抗躁作用。

禁忌证有：急、慢性肾病、肾衰、心衰、缺钠或低盐饮食时，早孕时应禁用；帕金森氏病、癫痫、糖尿病、甲低、白内障等慎用。

熟悉本药不良反应：有疲乏、嗜睡、恶心、呕吐、血压下降可为早期中毒症状；体重增加、面部或下肢水肿；多尿，烦渴；其他有白细胞增高、脱发、皮疹等。

了解锂中毒症状：早期：多次呕吐及腹泻、手粗颤、无力及烦躁不安等；中毒症状：意识障碍、口齿不清、反射亢进、共济失调、严重时血压下降、心律失常、少尿或无尿、昏迷。因无特效解毒药物，及时发现至关重要，发现中毒后，立即停药，促使锂盐迅速排出，输氯化钠液体可使锂盐排出，重碳酸钠及甘露醇等也可应用，必要时可进行血液透析治疗。

2. 卡马西平

了解卡马西平用于治疗躁狂症，特别是双相型快速循环型以及锂盐无效或中毒的患者。

熟悉不良反应有：恶心、呕吐、口干、困倦、头晕、头痛、视力模糊、共济失调、构音障碍等，多数不重，不处理或减药即可。

（四）抗焦虑药：

抗焦虑药指的是：治疗焦虑症及其他焦虑症状的药物。

了解目前常用的抗焦虑药有：苯二氮䓬类（详见镇静催眠药章）、环酮类及三环类多虑平等。

环酮类：目前应用的是丁螺环酮，疗效与苯二氮䓬类相似，但无镇静作用，无依赖性，不影响患者日常生活功能。了解其不良反应：头痛、头晕、恶心、腹泻、出汗、兴奋等。严重肝、肾疾病及药物过敏者禁用。

测 试 题

一、单选题

1. 氯丙嗪不宜用于（ ）
A. 精神分裂症
B. 躁狂症的兴奋状态
C. 顽固性呃逆
D. 晕动症的呕吐
E. 人工冬眠疗法

2. 下列不属于氯丙嗪的药理作用项是（ ）
A. 抗精神病作用
B. 调节体温作用
C. 激动多巴胺受体
D. 镇吐作用
E. 加强中枢抑制药作用

3. 氯丙嗪抗精神病的作用机制是阻断 (　　)

A. 中枢胆碱受体

B. 中枢 α 肾上腺素受体

C. 中枢－皮质通路及中脑边缘系统多巴胺受体

D. 黑质纹状体系统多巴胺受体

E. 中枢 GABA 受体

4. 下述用于治疗伴有焦虑抑郁的精神分裂症的药物是（　　）

A. 氯丙嗪

B. 氟哌啶醇

C. 氟奋乃静

D. 硫利达嗪

E. 三氟拉嗪

5. 多虑平的主要适应证是（　　）

A. 精神分裂症

B. 抑郁症

C. 躁狂症

D. 偏执性精神病

E. 神经官能症

6. 氯丙嗪过量引起低血压应选用（　　）

A. 多巴胺

B. 异丙肾上腺素

C. 去甲肾上腺素

D. 肾上腺素

E. 多巴酚丁胺

7. 碳酸锂主要用于治疗（　　）

A. 帕金森病

B. 精神分裂症

C. 躁狂症

D. 抑郁症

E. 焦虑症

8. 下列用于口服维持治疗和预防复发的长效抗精神病药是（　　）

A. 氯丙嗪

B. 奋乃静

C. 硫利达嗪

D. 五氟利多

E. 氯氮平

9. 下列对锥体外系反应最轻的抗精神病药是（　　）

A. 氯氮平

B. 氟哌啶醇

C. 氟奋乃静

D. 氯丙嗪

E. 硫利达嗪

二、多选题

1. 氯丙嗪长期应用常见的不良反应有 (　　)

A. 锥体外系症状

B. 嗜睡、乏力、口干、视力模糊

C. 过敏反应有皮疹、粒细胞减少、肝损害等

D. 恶心、呕吐、腹涨等

E. 意识障碍

2. 硫利达嗪的临床适应证主要有（　　）

A. 急、慢性精神分裂症

B. 更年期焦虑、抑郁状态

C. 神经官能症

D. 躁狂症

E. 脑器质性精神障碍

3. 氯丙嗪引起血压下降的机制是（　　）

A. 激动中枢 GABA 受体

B. 阻断 α 肾上腺素受体

C. 直接舒张血管平滑肌

D. 抑制血管运动中枢

E. 激动 M 胆碱受体

4. 氯丙嗪镇吐作用特点是（　　）

A. 镇吐作用强

B. 小剂量抑制催吐化学感受区

C. 大剂量直接抑制呕吐中枢

D. 对晕动病呕吐无效

E. 顽固性呃逆无效

5. 氟奋乃静的特点是（　　）

A. 抗精神病作用强

B. 锥体外系不良反应大

C. 抗精神病作用弱

D. 锥体外系不良反应小

E. 常用的疗效好的抗精神病药

6. 氯丙嗪的禁忌证有（　　）

A. 糖尿病患者

B. 癫痫及惊厥史者

C. 昏迷者

D. 严重肝损害者

E. 青光眼者

7. 氯氮平的特点是（　　）

A. 非典型抗精神病药

B. 抗精神病作用较强

C. 锥体外系反应小

D. 可引起粒细胞减少

E. 阻断中枢多巴胺受体弱

8. 碳酸锂具有的特点是（　　）

A. 对正常人精神活动无影响

B. 抗躁狂作用显著

C. 不良反应较多

D. 抗癫痫作用

E. 安全范围窄

二、问答题

1. 简述氯丙嗪引起的锥外系反应的表现。
2. 简述非典型抗精神病药较传统抗精神病药的主要优点是什么?
3. 简述选择性 5 - HT 再摄取抑制剂的主要不良反应是什么?

参考答案

一、单选题

1.D　2.C　3.D　4.D　5.B　6.C　7.C　8.D　9.A

二、多选题

1.ABC　2.ABDE　3.BCD　4.ABCD　5.ABE　6.BCDE　7.ABCDE　8.ABCE

三、问答题

1. 锥外系反应的临床表现：

(1) 帕金森综合征：肌强直、面具脸、流涎、震颤等；

(2) 急性肌张力障碍：为局部肌群的持续性痉挛，如斜颈、口眼歪斜、下颌不能闭合、怪相、眼球上翻、严重时角弓反张、扭转性痉挛；

(3) 静坐不能：明显的坐立不安、烦躁等。

2. 优点是：

(1) 不仅对精神分裂症的阳性症状有效，对阴性症状也有效；

(2) 较少影响认知功能，甚至可以改善认知功能，对病人回归社会有利；

(3) 不良反应较少，特别是锥体外系反应轻微；

(4) 安全性较好。

3. 主要的不良反应有：

（1）胃肠道：恶心、食欲减低、腹泻；
（2）植物神经：口干、多汗、头痛；
（3）精神方面：焦虑、失眠、兴奋；
（4）性功能障碍。

（赵友文）

第十六章　麻醉性镇痛药

学习要点

麻醉性镇痛药是指在不影响病人神智和意识前提下，能选择性产生镇痛作用的一类药物，其镇痛作用强，反复应用易成瘾，故亦称成瘾性镇痛药，须控制使用。常用麻醉性镇痛药分为天然阿片生物碱（吗啡、可待因）和人工制品（哌替啶、喷他佐辛）等两类。

熟悉吗啡通过激动体内各型阿片受体产生镇痛和一系列其他效应。掌握吗啡的药理作用和应用。

1. 作用于中枢神经系统：①镇痛，小剂量就产生明显镇痛作用，并对各种疼痛均有效，用于内脏绞痛时常需加用解痉药如阿托品，镇痛同时产生镇静、欣快感和改善情绪的效应。临床除晚期癌症剧痛可长期应用外，短期用于其他镇痛无效的疼痛和急性剧痛如严重创伤、烧伤引起的疼痛。②呼吸抑制，吗啡对脑干呼吸中枢产生强而持久的呼吸抑制作用，故吗啡不可用于分娩止痛。小剂量（5mg）吗啡可降低呼吸中枢对 CO_2 的敏感性，减轻喘息症状，用于治疗心源性哮喘。同时吗啡能扩张外周血管、降低外周阻力及镇静作用等均有利消除患者焦虑情绪减轻心脏负荷、改善病情。但对休克、昏迷及严重肺功能不全者禁用；③镇咳作用强，由于易成瘾，临床少用；④缩瞳，作用在中毒剂量时，可使瞳孔缩呈针尖大小，为吗啡中毒特征之一；⑤催吐作用，引起恶心呕吐，可用氯丙嗪对抗。

2. 心血管系统：大剂量吗啡扩张外周血管，能引起体位性低血压，对大出血和血容量减少的病人不用，以防休克发生。吗啡对呼吸抑制作用致缺氧和血液内 CO_2 蓄积，可使脑血管扩张，颅内压增高，故颅外伤和颅压高患者不宜选用。

3. 平滑肌：吗啡提高内脏平滑肌和括约肌张力，对消化道可致便秘，用于止泻，对胆道奥狄括约肌收缩，使胆道压力上升，引起上腹部不适，诱发胆绞痛，故胆绞痛患者不宜单用吗啡止痛，需并用解痉药。吗啡能提高膀胱括约肌张力，导致尿潴留，长期用药时应注意检查排尿量和膀胱膨胀情况，大剂量吗啡收缩支气管，哮喘病人禁用。

掌握吗啡不良反应：①治疗量引起恶心、呕吐、排尿困难、呼吸抑制和便秘等；②易成瘾性；③中毒表现为昏迷、瞳孔极度缩小，呼吸高度抑制，血压降低致休克。呼吸麻痹是致死原因。抢救措施是对症治疗，吸氧、呼吸兴奋剂、人工呼吸等，用吗啡拮抗剂纳络酮对抗呼吸抑制有显效。

熟悉可待因药理作用特点与吗啡相似，但比吗啡弱，欣快感和成瘾性也弱，镇痛作用仅为吗啡的 1/12，镇咳作用为其 1/4，镇静作用不明显，用镇咳剂量对呼吸抑制作用轻，亦无明显便秘、尿潴留及体位性低血压等作用。主要用于镇咳和中等度疼痛的止痛。

熟悉哌替啶（杜冷丁）体内过程，口服易吸收，皮下或肌肉注射吸收更迅速，常用肌肉注射，起效快，本药可通过胎盘进入胎儿体内，也可由乳汁排出，影响乳儿。哌替啶通过与体内阿片受体结合产生作用，掌握其药理作用和临床应用：①作用于中枢神经系统，哌替啶镇痛作用约为吗啡的 1/10，治疗量对呼吸抑制作用弱，本药可产生恶心、呕吐、眩晕但无明显镇咳作用，临床用于麻醉前给药、心原性哮喘及人工冬眠治疗；②对心血管作用比吗啡弱，扩张外周血管引起血压下降，剂量大时可引起体位性低血压、脑血管扩张使颅压升高；③对平滑肌作用弱且短暂，不引起便秘，无止泻作用，对妊娠末期子宫无兴奋作用，故在估计2~4小时内胎儿不会分娩情况下，可用于分娩止痛，不会延缓产程。不良反应：治疗量哌替啶可致眩晕、出汗、口干、恶心、呕吐、心悸及体位性低血压，久用成瘾，应控制使用，大剂量引起中毒，出现明显呼吸抑制。

熟悉喷他佐辛（镇痛新）是阿片受体部分激动剂，镇痛效果为吗啡的1/3，呼吸抑制作用为吗啡1/2，对平滑肌兴奋作用弱，对心血管作用可见增加心率、升高血压，成瘾性很小为本药特点，已列入非麻醉品。临床用于各种慢性剧痛，口服及注射吸收均良好，镇痛效果个体差异大。不良反应常见镇静、眩晕、恶心、出汗，大剂量引起呼吸抑制、血压升高、心率加快等，纳洛酮可对抗喷他佐辛所致呼吸抑制。

了解芬太尼镇痛作用比吗啡强100倍。延胡索为中草药元胡的生物碱之一，镇痛作用比哌替啶弱，无成瘾性，过量可产生呼吸抑制作用。美沙酮药理作用与吗啡相似，成瘾性发生较慢，戒断症状较轻，常用于创伤、手术及晚期癌症的镇痛。

了解纳洛酮为阿片受体拮抗剂，对吗啡成瘾者可迅速诱发戒断症状，用于抢救吗啡中毒时，可对抗呼吸抑制和其他中毒症状。

测试题

一、单选题

1. 吗啡急性中毒致死的主要原因是（　）
   A. 呼吸麻痹
   B. 昏迷
   C. 缩瞳呈针尖大小
   D. 血压下降
   E. 支气管哮喘
2. 小剂量吗啡可用于（　）
   A. 分娩止痛
   B. 心原性哮喘
   C. 颅脑外伤止痛
   D. 麻醉前给药
   E. 人工冬眠
3. 喷他佐辛的主要特点是（　）
   A. 心率减慢
   B. 可引起体位性低血压
   C. 镇痛作用与吗啡相似
   D. 成瘾性很小，已列入非麻醉品
   E. 无呼吸抑制作用
4. 下列阿片受体拮抗剂是（　）
   A. 芬太尼
   B. 美沙酮
   C. 纳洛酮
   D. 喷他佐辛
   E. 哌替啶
5. 哌替啶用于治疗胆绞痛时应合用（　）
   A. 吗啡
   B. 可待因
   C. 芬太尼
   D. 喷他佐辛
   E. 阿托品
6. 抢救吗啡急性中毒可用（　）
   A. 芬太尼
   B. 纳洛酮
   C. 美沙酮
   D. 哌替啶
   E. 喷他佐辛
7. 骨折剧痛应选用（　）
   A. 纳洛酮
   B. 阿托品

C. 消炎痛
D. 哌替啶
E. 可待因

8. 吗啡作用机制是（　）
A. 阻断体内阿片受体
B. 激动体内阿片受体
C. 激动体内多巴胺受体
D. 阻断胆碱受体
E. 抑制前列腺素合成

二、多选题

1. 吗啡的药理作用有（　）
A. 镇痛、镇静
B. 镇咳
C. 抑制呼吸
D. 止吐
E. 体位性低血压

2. 可待因的作用特点有（　）
A. 镇痛和镇咳作用较吗啡弱
B. 镇静作用不明显
C. 镇咳剂量对呼吸明显抑制
D. 易引起便秘和体位性低血压
E. 用于中等度疼痛的止痛和干咳

3. 吗啡对中枢神经系统的作用有（　）
A. 镇痛、镇静
B. 呼吸抑制
C. 镇咳
D. 缩瞳
E. 呕吐

4. 哌替啶对中枢神经系统作用有（　）
A. 镇痛、镇静
B. 呼吸抑制
C. 镇咳
D. 缩瞳
E. 呕吐

5. 吗啡的不良反应有（　）
A. 呼吸抑制
B. 恶心、呕吐、便秘
C. 白细胞、血小板减少
D. 尿潴留
E. 成瘾性

6. 哌替啶优于吗啡的作用是（　）
A. 镇痛作用比吗啡强
B. 镇静作用弱
C. 不易引起便秘
D. 成瘾性比吗啡小
E. 不引起体位性低血压

三、问答题

1. 简述吗啡的主要药理作用及作用机制。
2. 吗啡可用于治疗心原性哮喘的药理学基础?
3. 简述哌替啶的主要药理作用和作用机制。

参考答案

一、单选题

1.A　2.B　3.D　4.C　5.E　6.B　7.D　8.B

二、多选题

1.ABCE　2.ABE　3.ABCDE　4.ABE　5.ABDE　6.CD

三、问答题

1. 吗啡主要通过与体内阿片受体结合，作用有（1）中枢神经系统：①镇痛镇静作用，还有欣快感和改善患者情绪；②抑制呼吸；③镇咳作用；④缩瞳作用，中毒剂量呈针尖样瞳孔；⑤催吐作用；（2）心血管系统，使外周血管扩张，引起体位性低血压；（3）平滑肌作用，兴奋胃肠道平滑肌和括约肌，易引起便秘，使胆道平滑肌痉挛，奥狄括约肌收缩，胆囊内压升高引起上腹部不适，诱发胆绞痛；提高膀胱平滑肌张力，导致尿潴留；大剂量收缩支气管，故哮喘病人禁用。
2. 小剂量吗啡用于治疗心原性哮喘是由于左心衰竭突发急性肺水肿而引起的呼吸困难。除应用强心甙、吸氧等强心措施外，小剂量吗啡的呼吸抑制作用降低呼吸中枢对 CO_2 的敏感性，使呼吸频率变慢、加深，增加换气量，减轻喘息症状，同时吗啡扩张外周血管，降低外周阻力，其镇静作用有利于消除患者焦虑恐惧情绪，因而能减轻心脏负荷。
3. 哌替啶通过与体内阿片受体结合产生药理作用，（1）中枢作用：镇痛作用仅吗啡 1/10，维持时间短，同时有镇静和欣快感。呼吸抑制作用弱，有催吐作用，但无镇咳和缩瞳作用。对于平滑肌兴奋作用弱，故不引起便秘，也无止泻作用。对妊娠末期子宫无抗催产素兴奋子宫作用，故不会延缓产程，在估计 2～4 小时内胎儿不能分娩情况下，可用于分娩止痛。对心血管作用比吗啡弱，扩张外周血管可引起体位性低血压。久用成瘾，应控制使用。

（肖顺贞）

第十七章 解热镇痛抗炎药

学习要点

熟悉解热镇痛药是具有解热镇痛、大多数还有抗炎抗风湿作用的一类对症治疗药物。按化学结构可分类为（1）水杨酸类如阿司匹林；（2）苯胺类，如对乙酰氨基酚；（3）吡唑酮类如保泰松及抗炎有机酸类如吲哚美辛等。掌握本章药物的共同作用特点。

1. 解热作用：通过抑制前列腺素（PG）合成酶（环加氧酶）减少 PG 合成，致使体温中枢兴奋性降低，可使发热病人体温下降或恢复正常，对正常体温没有影响，解热作用同时伴有血管扩张和出汗，增加散热发挥退烧作用。注意对老年人、体弱或低血压者用量宜减少，避免散热多汗引起虚脱，用药同时应注意输液和保温，勤给病人擦汗、换内衣、多饮水等。

2. 镇痛作用：中等程度止痛作用，约为可待因的 1/10，对创伤性剧痛和内脏绞痛无效，对慢性钝痛如头痛、牙痛、关节痛等效好，久用不易成瘾，也不引起呼吸抑制。临床广泛应用。本类药物镇痛作用部位主要在外周神经系统，抑制末梢部位前列腺素（PG）合成等有关。

3. 抗炎抗风湿作用：大多数本类药能使炎症部位的红、肿、热、痛反应减轻或消退，其抗炎作用与抑制 PG 合成有关。

掌握阿司匹林（乙酰水杨酸）的药理作用和临床应用（1）解热、镇痛和抗炎抗风湿作用，疗效迅速，作用较强，临床用于治疗发热、头痛、风湿性关节炎等，使发热，疼痛，关节红、肿等症状迅速缓解；（2）影响血栓形成，小剂量阿司匹林抑制血小板聚集作用与其抑制 PG 合成有关，结果引起凝血障碍，延长出血时间。临床用于防止心肌梗死、脑血栓形成。

熟悉阿司匹林体内过程特点：口服大部分在小肠吸收，分布全身组织也可进入关节腔及脑脊液内。大剂量服用时由肾排出，使尿液 pH 值变化，尿呈酸性，影响药物排出。而尿液碱性时能增加药物排泄，减少蓄积中毒发生。掌握阿司匹林的不良反应及防治措施：（1）胃肠道反应最为常见，表现恶心、呕吐、食欲不振等。大剂量服用可引起消化道出血或溃疡形成，故胃溃疡患者禁用。选用肠溶片可减轻药物对胃肠道刺激作用，或采用饭后服药及适当同服抗酸药以减轻胃肠道反应；（2）凝血障碍，延长出血时间，致出血倾向，可用 Vit K 防治。用药时应注意观察病人有无瘀斑、粘膜出血或各腔道出血情况。凡有严重肝病、血友病、维生素 K 缺乏症和近期有脑出血史者禁用，大手术前一周应停用本类药；（3）过敏反应，可引起皮疹、血管神经性水肿和哮喘等。用药前应询问病人有无过敏史，阿司匹林哮喘常在服药后 20 分钟至 2 小时内发生，应密切注意观察，对症抗过敏治疗，有哮喘病史者禁用。（4）水杨酸反应：大剂量长期应用阿司匹林易发生水杨酸中毒症状，出现头痛、眩晕、恶心、呕吐、耳鸣、听视力减退，甚至精神失常等。应即刻停药，给予对症治疗，并可静脉滴入碳酸氢钠溶液碱化尿液，加速药物从尿中排泄；（5）瑞夷（Reye）综合征，对患病毒性感染伴发烧的儿童或少年服本类药后有可能发生，表现为严重肝功能不良合并脑病，虽少见，但可致死，宜慎用。

掌握对乙酰氨基酚（醋氨酚，扑热息痛）是非那西丁在体内的代谢产物，有解热镇痛作用，但无抗风湿作用，作用缓和持久，强度与阿司匹林相似，胃肠道反应较小，不引起凝血障碍。用量大时其代谢产物能氧化血红蛋白，而形成高铁血红蛋白，使组织缺氧，发生紫绀及溶血性贫血。长期应用对肝损害较重，过量急性中毒可致肝坏死，还可致肾损害、血小板减少等。

熟悉保泰松特点为解热作用较弱，但消炎、抗风湿作用强。主要用于治疗风湿和类风湿性关节炎，较大剂量促进尿酸排泄，治疗急性痛风。但毒性大，常见消化道反应，大剂量可诱发溃疡甚至出血，有溃疡病患者禁用。久用可引起水钠潴留、组织水肿，故用药应忌钠摄入，偶见过敏皮疹、粒细胞减少及肝肾损害，肝肾功能不良者和高血压、心功能不全者禁用。

了解吲哚美辛（消炎痛）的特点，解热镇痛和抗风湿作用均比阿司匹林强，由于其不良反应多，如胃肠道反应、造血系统反应、过敏反应及前额头痛、眩晕、偶有精神失常等，故仅用于其他药物不能耐受或药效不显著的病例。布洛芬（异丁苯丙酸）解热、镇痛及抗风湿作用虽不及阿司匹林强，但不良反应较少，常用于治疗风湿和类风湿性关节炎，常见不良反应有轻度消化不良、皮疹、头痛等，出现视力障碍者应立即停药。了解吡罗昔康（炎痛喜康）抗风湿作用与阿司匹林相似，优点是半衰期长，不良反应较少，每日服药一次即可，剂量过大或长期服用可致消化道出血、溃疡发生，应予注意。

测 试 题

一、单选题

1. 解热镇痛抗炎药作用机制是（　　）
   A. 激动阿片受体
   B. 阻断多巴胺受体
   C. 促进前列腺素合成
   D. 抑制前列腺素合成
   E. 中枢大脑皮层抑制
2. 解热镇痛药镇痛的主要作用部位是（　　）
   A. 大脑皮层
   B. 脑干网状结构
   C. 外周神经疼痛感受器
   D. 丘脑痛觉中枢
   E. 脑室与导水管周围灰质部
3. 下列不具有抗风湿作用的药物是（　　）
   A. 吲哚美辛
   B. 阿司匹林
   C. 布洛芬
   D. 吡罗昔康
   E. 对乙酰氨基酚
4. 解热镇痛药的降温特点主要是（　　）
   A. 只降低发热体温，不影响正常体温
   B. 降低发热体温，也降低正常体温
   C. 降体温作用随环境温度而变化
   D. 降温作用需有物理降温配合
   E. 只能通过注射给药途径降温
5. 布洛芬与阿司匹林比较主要特点是（　　）
   A. 解热作用较强
   B. 镇痛作用较强
   C. 抗炎、抗风湿作用较强
   D. 胃肠道反应较轻
   E. 有明显的凝血障碍

二、多选题

1. 阿司匹林胃肠道反应表现有（　　）
   A. 恶心、呕吐
   B. 腹胀、腹痛
   C. 上腹不适
   D. 食欲不振
   E. 诱发胃溃疡
2. 阿司匹林的水杨酸反应包括（　　）
   A. 头痛、眩晕
   B. 耳鸣
   C. 恶心、呕吐
   D. 酸碱平衡失调
   E. 听、视力减退
3. 对乙酰氨基酚药理作用包括（　　）
   A. 解热
   B. 镇痛
   C. 抗炎、抗风湿
   D. 促进尿酸排出
   E. 防止血栓形成
4. 减少阿司匹林胃肠道反应的防治措施有（　　）
   A. 饭后服药
   B. 肠溶片
   C. 同服抗酸药
   D. 饭前服药
   E. 多饮水
5. 阿司匹林的不良反应包括有（　　）
   A. 水杨酸反应
   B. 过敏性哮喘
   C. 胃肠道反应
   D. 凝血障碍
   E. 荨麻疹
6. 下列用于治疗痛风病的药物有（　　）
   A. 阿司匹林
   B. 保泰松
   C. 对乙酰氨基酚
   D. 别嘌醇
   E. 布洛芬

三、问答题

1. 简述阿司匹林中毒引起的水杨酸反应的表现和抢救措施。
2. 简述对乙酰氨基酚的药理作用及不良反应。
3. 试比较吗啡与阿司匹林的镇痛作用和应用有哪些不同?

参考答案

一、单选题

1.D　　2.C　　3.E　　4.A　　5.D

二、多选题

1.ACDE　　2.ABCDE　　3.AB　　4.ABC　　5.ABCDE　　6.BD

三、问答题

1. 大剂量长期应用阿司匹林易发生中毒症状，可出现头痛、眩晕、恶心、呕吐、耳鸣、听、视力减退，甚至精神失常等。应即刻停药，给予对症治疗，并可静脉滴入碳酸氢钠溶液以碱化尿液，加速药物从尿中排泄。

2. 对乙酰氨基酚有较强解热镇痛作用，但无抗风湿作用。作用缓和持久，胃肠反应较小，不引起凝血障碍，用量大时其代谢产物能氧化血红蛋白而形成高铁血红蛋白，使组织缺氧，发生紫绀及溶血性贫血，长期应用对肝有损害，过量急性中毒可致肝坏死，还可致肾损害，血小板减少等。
3. 吗啡具有强大的镇痛作用，对各种疼痛均有效，同时还有镇静，欣快感和改善患者情绪，阿司匹林具有中等程度的镇痛作用，对慢性钝痛效好，对严重创伤性剧痛及内脏绞痛无效。吗啡作用于中枢阿片受体产生镇痛作用，而阿司匹林镇痛作用部位主要在外周，通过抑制局部前列腺素合成产生作用。临床应用吗啡主要用于急性剧痛和晚期癌性疼痛，易成瘾，控制使用。阿司匹林主要用于慢性钝痛，因不产生欣快感和成瘾性，广泛使用。

（肖顺贞）

［附］2000 年 11 月 16 日国家药品监督管理局发出《关于暂停使用和销售含苯丙醇胺的药品制剂的通告》，并紧急告诫患者立即停止服用康泰克缓释胶囊、康得等所有含苯丙醇胺（PPA）成分的药品，为保证人民用药安全有效，国家药监局还要求立即暂停销售和含 PPA 的新药、仿制药、进口药的审批工作。

苯丙醇胺（PPA）存在于不少治感冒咳嗽的复方药和用于减肥的非处方药品中国家药品监测中心资料显示服含 PPA 药品后，易出现头痛、头晕、失眠、心悸、血压升高、过敏、心律失常、急性肾衰及诱发癫痫等严重不良反应，日前美国食品与药物管理局（FDA）的研究资料指出该药可引起脑溢血（中风）的发生，FDA 也要求药品制造商立即停止出售含 PPA 成分的非处方药。

苯丙醇胺（又称盐酸去甲麻黄碱、简称 PPA）属肾上腺素类药品，能使血管收缩和中枢兴奋作用，可缓解鼻粘膜充血、肿胀，故能减轻鼻堵塞和由于感冒、上呼吸道变态反应、鼻窦炎等引起的临床症状，特别早期应用效好，所以 PPA 常用于治疗感冒及一些减肥药复方中。在我国内含 PPA 的药品制剂主要有：①复方盐酸苯丙醇胺缓释胶囊（康泰克缓释胶囊）、②复方氨酚美沙芬片（康得、复方右美沙芬片、复方美沙芬片）、③复方美沙芬胶囊、④复方右美沙芬胶囊、⑤复方氢溴酸右美沙芬糖浆、⑥复方美沙芬溶液、⑦复方马来酸卡比沙明胶囊、⑧复方盐酸苯丙醇胺颗粒剂、⑨复方盐酸苯丙醇胺糖浆、⑩复方苯丙醇胺片、⑪复方苯丙醇胺胶囊、⑫盐酸苯丙醇胺片、⑬复方氯化铵糖浆、⑭感冒灵胶囊、⑮斯可服糖浆等。

第十八章　中枢兴奋药

学习要点

凡能提高中枢神经系统机能活动的药物统称中枢兴奋药，促使呼吸中枢兴奋，临床常用以治疗呼吸衰竭。

熟悉咖啡因作用主要兴奋大脑皮层，小剂量可振奋精神，较大剂量直接兴奋延脑呼吸和血管运动中枢，中毒量则兴奋脊髓，产生惊厥。咖啡因的外周作用可直接兴奋心脏和舒张支气管平滑肌，利尿及刺激胃酸分泌。临床用于提神、消除睡意、提高工作效率，肌注苯甲酸钠咖啡因可解救昏迷、呼吸和循环抑制。本药毒性低，不良反应少，口服刺激胃酸分泌，较大剂量可致激动、不安、失眠、心悸等。

了解哌醋甲酯属精神兴奋药，中枢兴奋作用比咖啡因略强，大剂量会引起惊厥，主要用于小儿遗尿症、轻度抑郁症和小儿多动症等。不良反应为食欲不振、精神抑郁或焦虑，大剂量引起血压升高，心率加快等，高血压患者禁用。

熟悉尼可刹米（可拉明）通过直接兴奋延髓呼吸中枢，也可刺激主动脉体和颈动脉体化学感受器而反射性兴奋呼吸中枢，使呼吸加深、加快，本药毒性小，较安全，可用于各种原因引起的呼吸抑制，对巴比妥类中毒致呼吸抑制效差。作用维持短暂，故需反复间歇静脉注射，以维持疗效。二甲弗林（回苏灵）直接兴奋呼吸中枢，作用强而迅速，过量较易引起惊厥。山梗菜碱（洛贝林）通过刺激颈动脉体和主动脉体的化学感受器，反射性兴奋呼吸中枢，作用短暂，安全范围大，毒性低，不易致惊厥，过量时可致心动过速，常用于新生儿窒息，小儿感染性疾病引起的呼吸衰竭及一氧化碳中毒等。

测　试　题

一、单选题

1. 尼可刹米（可拉明）临床常用的给药方法是（　　）
   A. 口服
   B. 皮下注射
   C. 单次静脉给药
   D. 间歇静脉注射
   E. 舌下含服
2. 吗啡急性中毒引起呼吸抑制，下列解救药物是（　　）
   A. 尼可刹米
   B. 甲氯酚酯
   C. 哌醋甲酯
   D. 乙酰氨基酚
   E. 吲哚美辛
3. 一氧化碳中毒引起窒息、呼吸抑制，可选用下列药物是（　　）
   A. 甲氯酚酯
   B. 山梗菜碱
   C. 哌醋甲酯
   D. 吲哚美辛
   E. 乙酰氨基酚

4. 下列治疗小儿遗尿的有效药物是（　　）
A. 尼可刹米
B. 洛贝林
C. 哌醋甲酯
D. 吲哚美辛
E. 对乙酰氨基酚

二、多选题

1. 咖啡因的药理作用有（　　）
A. 小剂量振奋精神
B. 较大量可间接兴奋延脑呼吸和血管运动中枢
C. 中毒量兴奋脊髓产生惊厥
D. 舒张支气管平滑肌和利尿作用
E. 刺激胃酸分泌

2. 哌醋甲酯临床可用于治疗下列（　　）
A. 偏头痛
B. 小儿遗尿症
C. 呼吸抑制
D. 轻度抑郁症
E. 小儿多动症

3. 尼可刹米（可拉明）的作用机制是（　　）
A. 直接兴奋延髓呼吸中枢
B. 刺激颈动脉体和主动脉体化学感受器，反射性兴奋呼吸中枢
C. 阻断腺苷受体
D. 兴奋大脑皮层
E. 阻断阿片受体

参考答案

一、单选题

1.D　2.A　3.B　4.C

二、多选题

1.ACDE　2.BDE　3.AB

（肖顺贞）

第十九章　治疗慢性心功能不全药

学习要点

了解充血性心力衰竭症状是由于心肌收缩力减弱而引起的一系列临床表现，目前治疗充血性心力衰竭的药物主要从正性肌力和减轻心脏前后负荷两方面考虑。熟悉本章药物的分类、掌握强心苷作用机制、体内过程、临床应用、不良反应及防治。

1. 正性肌力药：加强心肌收缩力，增加心输出量，减慢心率，抑制房室传导。

(1) 强心苷类：洋地黄毒苷，地高辛，毛花苷丙，毒毛花苷 K。

(2) 拟交感神经药：多巴酚丁胺可激动心肌 β_1 受体，使心肌收缩力增加。异波巴胺可激动多巴胺受体。

(3) 磷酸二酯酶Ⅲ抑制剂：氨力农，米力农等。抑制磷酸二酯酶Ⅲ活性而增加细胞内 cAMP 浓度和心肌收缩力。

2. 利尿药：排钠利尿，减少回心血量，减轻心脏前负荷；长期应用减少血管壁的 Na^+-Ca^{2+} 交换，使血管张力减弱，减轻心脏后负荷。

3. 扩血管药：

(1) 主要扩张小动脉的药物：肼屈嗪。

(2) 主要扩张小静脉的药物：硝酸酯类。

(3) 扩张小动脉小静脉的药物：硝普钠、卡托普利、哌唑嗪等。

4. 常用药物：

(1) 强心苷

正性肌力　对心力衰竭心脏①增加心肌最大收缩速度，使心肌收缩快速有力，收缩期缩短，舒张期相对延长，增加心输出量。②缩小心室容积，降低室壁张力，降低心衰患者的心肌耗氧量。

负性频率　因心肌收缩力的增强，心输出量增加，反射性兴奋迷走神经使心率减慢，舒张期延长，心肌耗氧量降低。

减慢房室传导　延长房室结的不应期。

作用机制：强心苷抑制心肌细胞膜上的 Na^+-K^+-ATP 酶，使 Na^+-K^+ 转运受阻，进而抑制 Na^+-Ca^{2+} 交换，Ca^{2+} 外流受阻，从而使心肌细胞内 Ca^{2+} 含量增多，加强心肌收缩力。

体内过程：不同制剂其体内过程与极性或脂溶性相关，极性低，吸收率、蛋白结合率及肝代谢程度较高；肾排泄率低；血浆半衰期长，作用慢而持久。老年人及肾功能减退易发生地高辛中毒，肾功能不良者应选用洋地黄毒苷；肝功能不良者应选用地高辛。根据极性大小的不同，分为长、中和短效制剂，依次为洋地黄毒苷，地高辛，毒毛花苷 K。

不良反应：①胃肠道反应：厌食、恶心、呕吐、腹痛、腹泻等为最常见的早期毒性反应。②神经系统：头痛、头晕、失眠、谵妄等，黄、绿视，视物模糊为中毒先兆，要及时停药。③心脏反应：可出现各种类型的心律失常。如早搏、室性心动过速、室颤、窦性心动过缓等均为停药指征。

中毒防治措施：防止诱发中毒的诱因，如低钾、高钙、低镁血症、心肌缺血及缺氧等。出现停药指征要及时停药，给予钾盐治疗。以利多卡因、苯妥英钠治疗过速型心律失常；阿托品治疗缓慢速型心律失常或传导阻滞。

（2）熟悉多巴酚丁胺作用和应用

作用和应用：①激动心脏 β_1－受体，加强心肌收缩力，输出量增多。②激动血管 β_2－受体，降低外周阻力，降低左室舒张末期压。主要用于对强心苷反应不好的严重左室功能不全，宜短期使用。血压明显下降者不宜使用。剂量过大可引起血压升高，心动过速。还可因增加心肌耗氧而诱发心绞痛或心律失常。

（3）了解氨力农和米力农　是磷酸二酯酶Ⅲ抑制剂，增加心肌细胞内 cAMP 水平。使心肌收缩力增强；外周血管扩张，外周阻力降低。适用于强心苷和利尿药治疗无效的顽固性心衰。米力农作用比氨力农强。

测　试　题

一、单选题

1. 强心苷对心肌正性肌力作用机制是（　　）
   A. 增加膜 Na^+－K^+－ATP 酶活性
   B. 促进儿茶酚胺释放
   C. 抑制膜 Na^+－K^+－ATP 酶活性
   D. 缩小心室容积
   E. 减慢房室传导
2. 下列强心苷最佳的适应证是（　　）
   A. 甲状腺机能亢进诱发的心衰
   B. 高度二尖瓣狭窄诱发的心衰
   C. 伴有心房纤颤和心室率快的心衰
   D. 肺原性心脏病引起的心衰
   E. 严重贫血诱发的心衰
3. 口服生物利用度最高的强心苷是（　　）
   A. 洋地黄毒苷
   B. 毒毛花苷 K
   C. 毛花苷丙
   D. 地高辛
   E. 铃兰毒苷
4. 治疗强心苷中毒引起的窦性心动过缓可选用（　　）
   A. 阿托品
   B. 苯妥英钠
   C. 氯化钾
   D. 利多卡因
   E. 氨茶碱
5. 强心苷禁用于（　　）
   A. 慢性心功能不全
   B. 心房纤颤
   C. 心房扑动
   D. 室性心动过速
   E. 室上性心动过速
6. 下列能增加强心苷毒性的药物是（　　）
   A. 氯化钾
   B. 螺内酯
   C. 苯妥英钠
   D. 哌唑嗪
   E. 奎尼丁
7. 地高辛的 $t_{1/2}$ 为 33 小时，若每日给予维持量，则达到稳态血药浓度约需（　　）
   A.12 天
   B.10 天
   C.9 天
   D.6 天
   E.3 天
8. 下列肝肠循环最多的强心苷是（　　）
   A. 洋地黄毒苷

B. 地高辛
C. 毒毛花苷 K
D. 毛花苷丙 .
E. 铃兰毒苷

9. 血浆蛋白结合率最高的强心苷是（　）
A. 洋地黄毒苷
B. 地高辛
C. 毒毛花苷 K
D. 毛花苷丙
E. 铃兰毒苷

10. 临床口服最常用的强心苷是（　）
A. 洋地黄毒苷
B. 地高辛
C. 毛花苷丙
D. 毒毛花苷 K
E. 铃兰毒苷

11. 血管扩张药改善心衰的泵血功能是通过（　）
A. 减少心肌耗氧量
B. 改善冠脉血流
C. 降低血压
D. 减轻心脏的前、后负荷
E. 降低心输出量

12. 强心苷中毒致窦性心动过缓的原因（　）
A. 抑制房室传导
B. 加强心肌收缩力
C. 抑制窦房结
D. 缩短心房的有效不应期
E. 增加房室结的隐匿性传导

13. 可用于治疗心衰的磷酸二酯酶Ⅲ抑制剂是（　）
A. 维拉帕米
B. 米力农
C. 卡托普利
D. 酚妥拉明
E. 哌唑嗪

14. 排泄最慢作用最持久的强心苷是（　）
A. 地高辛
B. 洋地黄毒苷
C. 毛花苷丙
D. 毒毛花苷 K
E. 铃兰毒苷

15. 静脉注射后起效最快的强心苷是（　）
A. 地高辛
B. 毛花苷丙
C. 洋地黄毒苷
D. 毒毛花苷 K
E. 铃兰毒苷

16. 可用于治疗心衰的钙通道阻滞药物（　）
A. 硝苯地平
B. 硝酸甘油
C. 硝普钠
D. 哌唑嗪
E. 肼屈嗪

17. 充血性心衰的危急状态应选（　）
A. 洋地黄毒苷
B. 肾上腺素
C. 毛花苷丙
D. 氯化钾
E. 米力农

18. 下列强心苷中毒**不宜**用氯化钾的是（　）
A. 室性早搏
B. 房室传导阻滞
C. 室性心动过速
D. 二联律
E. 室上性心动过速

19. 主要扩张静脉治疗心衰的药物是（　）
A. 哌唑嗪
B. 肼屈嗪
C. 硝酸甘油
D. 硝普钠
E. 卡托普利

20. 能扩张动、静脉治疗心衰的药物是（　）

A. 硝酸甘油
B. 硝酸异山梨酯
C. 硝普钠
D. 肼屈嗪
E. 地高辛

21. 强心苷中毒早期最常见的不良反应是（　　）
A. 心电图出现 Q－T 间期缩短
B. 头痛
C. 房室传导阻滞
D. 低血钾
E. 恶心、呕吐

22. 治疗强心苷中毒引起的快速型心律失常的最佳药物是（　　）
A. 苯妥英钠
B. 普萘洛尔
C. 胺碘酮
D. 维拉帕米
E. 奎尼丁

23. 肝药酶诱导剂可促进强心苷代谢的药物是（　　）
A. 地高辛
B. 洋地黄毒苷
C. 毛花苷丙
D. 铃兰毒苷
E. 毒毛花苷 K

24. 可用于治疗心功能不全的 β－受体激动剂是（　　）
A. 卡托普利
B. 美托洛尔
C. 多巴酚丁胺
D. 氨力农
E. 氢氯噻嗪

25. 强心苷对心衰患者的利尿作用主要是由于（　　）
A. 抑制抗利尿素的分泌
B. 抑制肾小管膜 ATP 酶
C. 增加肾血流量
D. 增加交感神经活力
E. 继发性醛固酮增多症

26. 原形自肾排出最多的药物是（　　）
A. 洋地黄毒苷
B. 地高辛
C. 毛花苷丙
D. 毒毛花苷 K
E. 铃兰毒苷

27. 洋地黄引起的室性早搏首选（　　）
A. 利多卡因
B. 奎尼丁
C. 普鲁卡因胺
D. 普萘洛尔
E. 溴苄铵

二、多选题

1. 治疗慢性心衰的非正性肌力作用的药物是（　　）
A. 地高辛
B. 卡托普利
C. 毛花苷丙
D. 米力农
E. 硝普钠

2. 强心苷治疗心衰的作用有（　　）
A. 增加心输出量
B. 排钠利尿
C. 缩小心室容积
D. 降低中心静脉压
E. 加快心率

3. 地高辛的临床应用（　　）
A. 慢性充血性心衰
B. 心房纤颤
C. 阵发性室上性心动过速
D. 心房扑动
E. 阵发性室性心动过速

4. 下列强心苷中毒引起呕吐的影响因素有（　　）
A. 刺激胃肠粘膜
B. 体内失钾
C. 血钙过高
D. 兴奋了延髓的催吐化学感受区

E. 血钠过高

5. 急性左心衰可选用（　　）

A. 地高辛

B. 毒毛花苷 K

C. 吗啡

D. 呋塞米

E. 氨茶碱

6. 强心苷的主要不良反应是（　　）

A. 粒细胞减少

B. 胃肠道反应

C. 过敏反应

D. 视觉异常

E. 心脏毒性

7. 易引起强心苷中毒的因素是（　　）

A. 心肌缺血

B. 心肌缺氧

C. 高血钙

D. 低血镁

E. 合用高效排钾利尿药

8. 硝普钠用于治疗心功能不全的理论依据主要是（　　）

A. 增加心肌供氧

B. 降低心肌耗氧量

C. 降低心脏前负荷

D. 降低心脏后负荷

E. 改善冠脉血流

9. 强心苷用于治疗心房扑动的机制（　　）

A. 缩短心房的有效不应期

B. 抑制房室结传导，减慢心室率

C. 促进房室结传导，加速心室率

D. 延长心房的有效不应期

E. 减少迷走神经的功能

10. 可用于治疗心房纤颤的药物有（　　）

A. 地高辛

B. 奎尼丁

C. 胺碘酮

D. 利多卡因

E. 地尔硫䓬

11. 与强心苷合用易引起低血钾的药物是（　　）

A. 氢氯噻嗪

B. 呋噻米

C. 螺内酯

D. 氨苯蝶啶

E. 乙酰唑胺

三、名词解释

1. 正性肌力药物
2. 全效量

四、问答题

1. 简述治疗慢性心功能不全的药物分类及代表药物。
2. 试述地高辛对心脏的作用、作用机制和临床应用。
3. 简述强心苷的不良反应及中毒的防治措施。

参考答案

一、单选题

1.C	2.C	3.A	4.A	5.D	6.E	7.D	8.A
9.A	10.B	11.D	12.C	13.B	14.B	15.D	16.A
17.C	l8.B	19.C	20.C	21.E	22.A	23.B	24.C
25.C	26.E	27.A					

二、多选题

1.BE	2.ABCD	3.ABCD	4.BD	5.ABCDE	6.BDE
7.ABCDE	8.CD	9.AB	10.ABCE	11.AB	

三、名词解释

1. 正性肌力药物：指能够加强心肌收缩力，增加心输出量，用于治疗充血性心力衰竭的药物。
2. 全效量：亦称洋地黄化量。即在短期内给予能充分发挥疗效而又不致中毒的剂量。

四、问答题

1. 治疗心功能不全主要药物有：①强心苷类：如地高辛；②拟交感神经药如多巴酚丁胺；③磷酸二酯酶抑制剂：如氨力农；④血管扩张药如硝酸甘油；⑤利尿药：如噻嗪类。
2. 药理作用：强心：①正性肌力②负性频率③房室结负性传导，因正性肌力作用，可增加肾血流量引发利尿。

   作用机制：抑制心肌细胞膜上的 Na^+-K^+-ATP 酶，使 Na^+-K^+ 转运受阻，进而抑制了 Na^+-Ca^{2+} 交换，心肌细胞内 Ca^{2+} 增多，心肌收缩加强。
3. 强心苷的不良反应包括三方面：①胃肠道反应如恶心、呕吐、厌食等；②神经系统反应和视觉异常如头痛、头晕、失眠等及黄视、绿视，视力模糊等；③心脏反应：出现早搏、二联律、三联律、室性心动过速、室颤等各种类型的心律失常。

   中毒的防治措施包括：①防止中毒的诱发因素如低钾、高钙、心肌缺血、缺氧等；②发现停药指征时立即停药③出现快速型心律失常时可给予钾盐、苯妥英钠或利多卡因④出现缓慢型心律失常或传导阻滞可用阿托品等。

（唐　玉）

第二十章　抗心律失常药

学习要点

熟悉抗心律失常药的分类，根据药物对心肌电生理的作用，分为以下四类。

第Ⅰ类　钠通道阻滞剂

ⅠA：适度阻滞 Na^+ 通道，如奎尼丁、普鲁卡因胺、丙吡胺。

ⅠB；轻度阻滞 Na^+ 通道，如利多卡因、苯妥英钠。

ⅠC：重度阻滞 Na^+ 通道，如普罗帕酮。

第Ⅱ类　β-肾上腺素受体阻断剂，如普萘洛尔、美托洛尔、阿替洛尔。

第Ⅲ类　延长动作电位时程药，如胺碘酮。

第Ⅳ类　钙拮抗药，如维拉帕米。

熟悉常用药物的应用及主要不良反应

奎尼丁　为 Na^+ 通道阻滞剂，减慢 Na^+ 内流，尚有抗胆碱作用。是广谱抗心律失常药，主要用于急、慢性室上性和室性心律失常，有效治疗心房纤颤和心房扑动。在治疗心房纤颤时多合用地高辛以减慢心室频率，合用时应注意减少地高辛的量。不良反应有胃肠道反应，金鸡钠反应，低血压等，此药安全范围小，中毒剂量会降低传导系统的传导作用，Ⅲ度房室传导阻滞者禁用。

利多卡因　抑制 Na^+ 内流，促进 K^+ 外流，减低4相舒张期除极速率而降低自律性，缩短不应期，防止折返激动发生。首过效应显著，常采用静脉点滴给药。利多卡因属窄谱抗心律失常药，主要用于室性心律失常，是防治急性心肌梗死室性心律失常的首选药，亦用于洋地黄中毒引起的室性心律失常。

普罗帕酮　抑制 Na^+ 内流，大剂量也抑制慢钙通道。具有膜稳定作用和轻度β-受体阻断作用。首过效应明显。对室上性和室性心律失常疗效好，可引起房室传导阻滞及红斑狼疮样综合征。

普萘洛尔　主要阻断心脏的β受体而发挥抗心律失常作用，大剂量有膜稳定作用。主要治疗室上性心律失常，对运动或激动所诱发的室性心律失常，焦虑或甲状腺功能亢进引起的窦性心动过速等均有效。

胺碘酮　通过延长动作电位时程延迟心肌复极，因有效不应期的延长而终止折返激动。用于心房扑动、心房纤颤和室上性心动过速效果较好，对预激综合征效果更佳，对室性心动过速、室性早搏亦有效。不良反应有角膜褐色沉着，甲状腺功能低下或亢进，间质性肺炎或肺纤维化等。

维拉帕米　阻断慢钙通道，选择性抑制 Ca^{2+} 内流。属窄谱抗心律失常药。首过效应显著。对室上性和房室结折返激动引起的心律失常效果好。对阵发性室上性心动过速应首选此药。禁用于病窦综合征、Ⅱ～Ⅲ度房室传导阻滞、心功能不全、心源性休克等。

测 试 题

一、单选题

1. 急性心肌梗死所致室性心律失常的首选药物是（　　）
A. 奎尼丁
B. 普萘洛尔
C. 利多卡因
D. 胺碘酮
E. 维拉帕米
2. 治疗洋地黄中毒引起的室性心律失常的最佳药物是（　　）
A. 奎尼丁
B. 普萘洛尔
C. 维拉帕米
D. 胺碘酮
E. 苯妥英钠
3. 治疗阵发性室上性心动过速的首选药物是（　　）
A. 奎尼丁
B. 利多卡因
C. 普鲁卡因胺
D. 苯妥英钠
E. 维拉帕米
4. 可引起金鸡纳反应的药物（　　）
A. 奎尼丁
B. 普鲁卡因胺
C. 胺碘酮
D. 普萘洛尔
E. 普罗帕酮
5. 对于维拉帕米，错误的叙述是（　　）.
A. 是窄谱的抗心律失常药
B. 阻断心肌慢 Ca^{2+} 通道
C. 抑制钙内流
D. 对室上性心律失常治疗效果好
E. 治疗室性心律失常效果好
6. 长期应用能引起红斑狼疮样症症状的药物是（　　）
A. 奎尼丁
B. 利多卡因
C. 普萘洛尔
D. 普鲁卡因胺
E. 苯妥英钠
7. 治疗室性心律失常的首选药物是（　　）
A. 奎尼丁
B. 维拉帕米
C. 普萘洛尔
D. 利多卡因
E. 胺碘酮
8. 禁用于伴青光眼或前列腺肥大患者的抗心律失常药物是（　　）
A. 利多卡因
B. 普萘洛尔
C. 丙吡胺
D. 普罗帕酮
E. 维拉帕米
9. 下列属于广谱抗心律失常药是（　　）
A. 奎尼丁
B. 维拉帕米
C. 普萘洛尔
D. 苯妥英钠
E. 普罗帕酮
10. 首过效应显著，不以口服给药的抗心律失常的药是（　　）
A. 奎尼丁
B. 普鲁卡因胺
C. 苯妥英钠
D. 利多卡因
E. 胺碘酮
11. 维拉帕米降低自律性的作用主要是（　　）
A. 抑制 0 相 Ca^{2+} 内流
B. 抑制 Na^{+} 通道
C. 抑制 4 相 Ca^{2+} 内流

D. 主要延长动作电位时程

E. 主要延长有效不应期

12. 普鲁卡因胺主要用于（　　）

A. 心房纤颤

B. 心房扑动

C. 窦性心动过缓

D. 室上性心动过速

E. 室性早搏

二、多选题

1. 不属于广谱抗心律失常的药物是（　　）

A. 奎尼丁

B. 普鲁卡因胺

C. 维拉帕米

D. 利多卡因

E. 普萘洛尔

2. 禁用于Ⅲ度房室传导阻滞的药（　　）

A. 奎尼丁

B. 利多卡因

C. 普鲁卡因胺

D. 苯妥英钠

E. 胺碘酮

3. 具有抗胆碱作用的抗心律失常药（　　）

A. 奎尼丁

B. 普鲁卡因胺

C. 丙吡胺

D. 苯妥英钠

E. 利多卡因

4. 利多卡因可用于治疗（　　）

A. 室性早搏

B. 室性心动过速

C. 室颤

D. 室上性心动过速

E. 心房纤颤

5. 胺碘酮的不良反应包括（　　）

A. 甲状腺功能异常

B. 角膜褐色微粒沉着

C. 间质性肺炎

D. 狼疮样综合征

E. 各种心律失常

6. 可引起红斑狼疮样综合征的药物是（　　）

A. 普鲁卡因胺

B. 普罗帕酮

C. 肼苯哒嗪

D. 苯妥英钠

E. 胺碘酮

三、名词解释

1. 折返激动　　2. 膜反应性

3. 广谱抗心律失常药

四、问答题

1. 简述利多卡因抗心律失常机制及临床应用。

2. 简述第Ⅰ类抗心律失常药对离子转运的影响及相应的电生理效应。

参考答案

一、单选题

1.C　2.E　3.E　4.A　5.E　6.D　7.D　8.C

9.A　　10.D　　11.E　　12.E

二、多选题

1.CDE　　2.ABCE　　3.ABC　　4.ABC　　5.ABCE　　6.ABC

三、名词解释

1. 折返激动：指冲动经传导通路折回原处而反复运行的现象，单个折返引起早搏，连续折返则引起阵发性心动过速、扑动或颤动。
2. 膜反应性：是心肌细胞受到刺激后的去极反应。即 0 相上升最大速度（Vmax）与膜电位水平之间的关系。
3. 广谱抗心律失常药：是指对室上性和室性快速型心律失常均有疗效的药物。

四、问答题

1. 利多卡因抗心律失常机制主要为直接抑制 Na^+ 内流，促进 K^+ 外流；降低自律性，缩短不应期，改善传导，消除单向阻滞。主要用于室性心律失常，首选用于治疗急性心肌梗塞性室性心律失常，亦用于强心苷中毒的室性心律失常，室性早搏及心室纤颤。
2. 第Ⅰ类抗心律失常药都阻断 Na^+ 通道，但程度不同，对 K^+ 的转运也不同，因此产生不同的心肌电生理效应。

$Ⅰ_A$ 类：中度抑制 Na^+ 内流，抑制 K^+ 外流，因而降低心肌自律性，减慢传导，延长动作电位时程和有效不应期。

$Ⅰ_B$ 类：轻度抑制 Na^+ 内流，促进 K^+ 外流，降低自律性，改善传导，缩短动作电位时程但相对延长有效不应期。

$Ⅰ_C$ 类：重度抑制 Na^+ 内流，对 K^+ 转运影响小，降低自律性，减慢传导，对动作电位时程和有效不应期无明显影响。

注意：此类药物对不同心肌有不同的选择性，如 $Ⅰ_A$ 类主要作用于心房心室肌、浦氏纤维、房室结、房室旁路，是广谱抗心律失常药，也可用于预激综合征等。

（唐　玉）

第二十一章　抗心绞痛药

学 习 要 点

了解抗心绞痛药的分类：①硝酸酯类，常用有硝酸甘油、硝酸异山梨酯（消心痛）、戊四硝酯；②β受体阻断药，有普萘洛尔、美托洛尔、阿替洛尔；③钙拮抗药，有硝苯地平（心痛定）、维拉帕米（异博定）、地尔硫䓬（硫氮䓬酮）。掌握硝酸甘油、普萘洛尔抗心绞痛作用、机制、应用及不良反应，两类药合用的药理学基础。熟悉硝酸异山梨酯、戊四硝酯、钙拮抗药的作用及应用特点。

1. 硝酸甘油　了解口服首过效应显著，常舌下或皮肤给药。本药抗心绞痛机制是：①松弛血管平滑肌，对小静脉舒张比小动脉强，减少回心血量，减轻心前负荷，缩小心室容积，降低心室壁肌张力。扩张小动脉，降低心后负荷，减少射血时间，使心肌耗氧量降低。②扩张较大的冠脉血管和侧枝血管，增加缺血区的供血和供氧。③促进心肌血液重新分布，改善心内膜缺血区供血。用于中止或缓解各类心绞痛的发作、急性心肌梗死及心功能不全。不良反应由血管扩张引起头痛、皮肤潮红、体位性低血压、颅内压和眼内压升高，连续应用可出现耐受性。

2. 硝酸异山梨酯和戊四硝酯　作用较硝酸甘油慢、弱，但持久，常用于预防或缓解发作。

3. β受体阻断药　普萘洛尔抗心绞痛机制是：阻断心脏β受体，使心肌收缩力、心率降低、减少心肌耗氧量，舒张期延长，改善心肌缺血区供血，用于稳定型心绞痛。熟悉硝酸酯类与β受体阻断药合用治疗心绞痛的药理学基础：以普萘洛尔与硝酸异山梨酯作用时间相近，合用可协同降低耗氧量，普萘洛尔可降低硝酸酯类引起的心率加快、收缩力增强，硝酸酯类可缩小β受体阻断药所致心室容积增大和心室射血时间延长。合用剂量和副作用也减少。注意防止血压过低。

4. 钙拮抗药　抑制细胞外钙离子内流。使心肌收缩力减弱，心率减慢，心输出量减少。外周血管松弛，血压下降，心脏前后负荷减轻，使心肌耗氧量下降。冠脉扩张，增加冠脉血流及对缺血心肌细胞具有保护作用。硝苯地平和维拉帕米对变异型、稳定型心绞痛均有效，地尔硫䓬用于各型心绞痛。熟悉钙拮抗药与β受体阻断药或硝酸酯类合用的协同作用。

测 试 题

一、单选题

1. 硝酸甘油不具有的作用是（　　）
   A. 心率加快
   B. 回心血量减少
   C. 扩张小静脉
   D. 心室壁肌张力增高
   E. 降低心肌耗氧量
2. 变异型心绞痛不可选用（　　）

A. 地尔硫䓬
B. 硝酸异山梨酯
C. 普苯洛尔
D. 硝苯地平
E. 维拉帕米

3. 硝酸甘油不具有的不良反应是（　　）
A. 升高眼压
B. 心率加快
C. 水肿
D. 面部及皮肤潮红
E. 搏动性头痛

4. 易引起耐受性的抗心绞痛药是（　　）
A. 硝苯地平
B. 维拉帕米
C. 普萘洛尔
D. 硝酸甘油
E. 地尔硫䓬

5. 不具有扩张冠状动脉的药物是（　　）
A. 维拉帕米
B. 硝苯地平
C. 普萘洛尔
D. 硝酸甘油
E. 硝酸异山梨酯

6. 抗心绞痛药的治疗作用主要是通过（　　）
A. 抑制心肌收缩力
B. 加强心肌收缩力，改善冠脉血流
C. 增加心肌耗氧
D. 降低心肌耗氧，增加心肌缺血区血流
E. 减少心室容积

7. 最常用于中止或缓解心绞痛发作的药物是（　　）
A. 硝酸异山梨酯
B. 戊四硝酯
C. 硝酸甘油
D. 普萘洛尔
E. 美托洛尔

8. 伴有高血压的变异型心绞痛者宜选用（　　）
A. 普萘洛尔
B. 硝酸甘油
C. 美托洛尔
D. 硝苯地平
E. 戊四硝酯

9. 硝酸甘油对下列不扩张的血管是（　　）
A. 冠脉的输送血管
B. 小动脉
C. 冠脉的小阻力血管
D. 小静脉
E. 冠脉的侧枝血管

10. 预防心绞痛发作常选用（　　）
A. 硝酸甘油
B. 普萘洛尔
C. 美托洛尔
D. 硝苯地平
E. 硝酸异山梨酯

11. 伴有青光眼的心绞痛患者不宜选用（　　）
A. 普萘洛尔
B. 美托洛尔
C. 地尔硫䓬
D. 硝酸甘油
E. 维拉帕米

12. 伴有哮喘的心绞痛患者不宜选用（　　）
A. 硝酸甘油
B. 硝苯地平
C. 地尔硫䓬
D. 普萘洛尔
E. 戊四硝酯

13. 因首过效应大，不宜口服的抗心绞痛药是（　　）
A. 硝苯地平
B. 美托洛尔
C. 普萘洛尔
D. 硝酸甘油
E. 地尔硫䓬

二、多选题

1. 硝酸甘油的不良反应有（　　）
A. 升高眼内压
B. 加快心率
C. 搏动性头痛
D. 连续应用耐受性
E. 体位性低血压及晕厥

2. 下列治疗变异型心绞痛的药物有（　　）
A. 硝酸甘油
B. 美托洛尔
C. 普萘洛尔
D. 硝苯地平
E. 地尔硫䓬

3. 硝酸甘油用于治疗（　　）
A. 心功能不全
B. 急性心肌梗死
C. 稳定型心绞痛
D. 变异型心绞痛
E. 不稳定型心绞痛

4. β受体阻断药的抗心绞痛机制是（　　）
A. 血管平滑肌扩张
B. 心肌收缩力降低
C. 减慢心率
D. 中枢神经系统抑制
E. 改善心肌缺血区供血

5. 伴有心衰的心绞痛患者不宜选用（　　）
A. 硝酸甘油
B. 普萘洛尔
C. 美托洛尔
D. 硝酸异山梨酯
E. 维拉帕米

6. 钙拮抗剂的抗心绞痛机制是（　　）
A. 心肌收缩力降低
B. 心率减慢
C. 血管平滑肌松弛
D. 增大心室容积
E. 增加冠脉血流量

7. 硝酸甘油降低心肌耗氧的机制是（　　）
A. 扩张小静脉，回心血量减少，减轻前负荷
B. 扩张小动脉，外周阻力降低，减轻后负荷
C. 扩张冠脉，改善缺血区供血
D. 降低心肌收缩力
E. 心率加快

8. 下列用于治疗心绞痛的钙拮抗剂是（　　）
A. 硝酸甘油
B. 硝苯地平
C. 维拉帕米
D. 硝普钠
E. 地尔硫䓬

9. 长期治疗突然停药易引起反跳现象的抗心绞痛药是（　　）
A. 硝酸甘油
B. 美托洛尔
C. 硝苯地平
D. 普萘洛尔
E. 地尔硫䓬

10. 钙拮抗剂的不良反应是（　　）
A. 颜面潮红
B. 头痛
C. 耐受性
D. 眼压升高
E. 低血压

三、问答题

1. 简述硝酸酯类抗心绞痛的机制。
2. 简述硝酸甘油的主要不良反应及应用注意事项。
3. 简述硝酸酯类与β受体阻断药合用治疗心绞痛的药理学基础及注意事项。

4. 简述硝苯地平治疗变异型心绞痛的药理基础。

参考答案

一、单选题

1.D　2.C　3.C　4.D　5.C　6.D　7.C　8.D
9.C　10.E　11.D　12.D　13.D

二、多选题

1.ABCDE　2.ADE　3.ABCDE　4.BCE　5.BCE　6.ABCE
7.ABC　8.BCE　9.BD　10.ABE

三、问答题

1. ①舒张小静脉和小动脉，回心血量减少及外周阻力降低。心脏前后负荷降低，减少心肌耗氧量；②扩张较大的冠脉、侧枝血管，增加缺血区血流量；③促进心肌血流重分配，改善心内膜缺血区供血。
2. 不良反应主要由血管扩张引起，皮肤潮红，搏动性头痛，心率加快，体位性低血压，眼内压和颅内压增高，连续应用易出现耐受性。宜从最小量开始。坐位或半卧位舌下含服，应采用间隙给药。颅内压及眼压高者禁用。
3. 硝酸酯类扩张容量血管，回心血减少，心室容积变小，室壁肌张力下降；扩张阻力血管，外周阻力下降，可使心前后负荷降低，使心肌耗氧量下降；还可扩张冠脉，改善侧枝循环，增加心内膜供血。但可反射性引起心收缩力和心率增加。

   β受体阻断剂使心收缩力、传导及心率减慢，降低心肌耗氧量，但使心室容积增大，射血时间延长，导致增加心耗氧量。

   合用优点：①有协同的多方面减低心耗氧量。②硝酸酯类扩外周血管，反射性引起心率加快，心收缩力加强，可被β受体阻断剂抵抗。③β受体阻断剂使心室容积增大，射血时间延长的不利因素可被硝酸酯类抵消。合用剂量各自减少，不良反应降低，提高疗效。注意两药均使血压下降，应减少用量及注视血压变化。
4. 硝苯地平通过抑制钙离子内流，使心收缩力减弱，心率减慢，血管平滑肌松弛，使心耗氧量减少，尚可舒张冠脉，解除痉挛，且可改善缺血区供血。此外，对缺血心肌细胞具有保护作用等。对冠脉痉挛诱发引起的变异型心绞痛尤为适用。

（孙颂三）

第二十二章　抗高血压药

学习要点

熟悉本章药的分类及代表药。根据其作用部位和作用机制分为5大类：①交感神经抑制药，又分为主要作用于中枢部位的药物如可乐定、甲基多巴；神经节阻断药美加明；抗去甲肾上腺素能神经末梢药如利血平、胍乙啶等；肾上腺素受体阻断药，又分为α_1受体阻断药，如哌唑嗪等；β受体阻断药，如普萘洛尔等；α和β受体阻断药，如拉贝洛尔。②血管扩张药，又分为小动脉和小静脉扩张药如硝普钠；小动脉扩张药如肼屈嗪等；③钙拮抗剂，如硝苯地平等；④血管紧张素转化酶抑制剂，如卡托普利等；⑤利尿药，如氢氯噻嗪等。掌握常用降压药类有利尿药、钙拮抗剂、血管紧张素转化酶抑制剂和肾上腺素受体阻断药，其他类较少单独应用，仅在联合用药及复方制剂中使用。掌握临床常用类的代表药作用、机制、应用、主要不良反应、用药注意事项及伴有并发症的高血压患者选药。熟悉其他类较少应用降压药物的作用及应用特点。

1. 可乐定　熟悉降压特点、机制、应用及注意事项。本品降压作用较强，降压同时心率、输出量及肾素分泌减少，对肾血流量和肾小球滤过无影响，抑制胃肠分泌和运动，尤适用于伴消化道溃疡的高血压。降压机制是激动中枢延脑α_2受体和咪唑啉受体，降低外周交感张力，血管扩张，还激动突触前膜α_2受体，通过负反馈减少去甲肾上腺素释放，使血压下降。久用突然停药可出现“停药综合征”（反跳），表现为血压骤升，心悸、出汗、焦虑等，应逐渐减量停药。

2. 甲基多巴　了解降压特点、应用。甲基多巴在脑内转化为α-甲基去甲肾上腺素，降压作用与可乐定相似，对肾血管舒张明显，适用于肾功能不良高血压。不良反应较多。

3. 利血平　熟悉降压特点、应用及主要不良反应。降压作用缓慢、温和、持久，对中枢有镇静安定作用，用于轻、中度高血压，不宜首选或单用。不良反应多，有鼻塞、胃酸分泌和胃肠蠕动增多、腹泻。消化溃疡及抑郁病史者禁用。

4. 胍乙啶　了解本药作用特点是强、快、持久，降压时心输出量、脑、肾血流量减少，用于中、重度高血压，不良反应大，如体位性低血压，水钠潴留等。

5. 哌唑嗪　熟悉作用、应用特点。α_1受体阻断，使小动脉和小静脉舒张，降压作用较强，不加快心率，对心输出量、肾血流量影响不大。适用于轻、中度高血压伴肾功能不全者。首次服药出现血压急剧下降，心悸，晕厥现象等称“首剂现象”，采用首剂小剂量睡前服用。

6. 普萘洛尔　掌握降压机制及应用特点，本药降压作用出现缓慢，温和，不易引起体位性低血压、耐受性和水钠潴留。作用机制：①阻断心脏β_1受体，降低心肌收缩力、心率及心输出量；②阻断肾β受体，使肾素分泌减少；③阻断交感突触前膜β受体，减少去甲肾上腺素分泌；④阻断中枢β受体，使外周交感神经张力降低，血压下降。用于治疗轻、中度高血压，对伴心输出量和肾素活性偏高的患者疗效好，伴有心动过速、心绞痛或脑血管疾病的高血压患者也适用。其他选择性β_1受体阻断剂如阿替洛尔、美托洛尔亦可选用。久用应逐渐减量停药。

7. 拉贝洛尔　熟悉作用及应用特点。本药同时阻断 α_1（对 α_2 受体几无作用）和 β 受体，起效快，降压作用温和。β_1 受体阻断可阻止降压引起反射性心率加快，较血管扩张药为好，无严重不良反应，用于各型高血压。

8. 肼屈嗪（肼苯达嗪）　熟悉作用及应用特点。本药直接扩张小动脉、外周阻力下降、降压强而快，舒张压下降比收缩压更显著。可反射性加快心率，增加心输出量，常与其他降压药合用治疗中或重度高血压。大剂量可引起全身红斑狼疮样综合征。

9. 硝普钠　熟悉作用及应用特点。静脉滴注可直接松弛小动脉和小静脉，心脏前后负荷减轻，使收缩压和舒张压下降，降压快、强、短暂，用于高血压危象及心功能不全。本药需避光及新鲜配置。

10. 钙拮抗药　阻断钙离子内流，使小动脉平滑肌松弛显著，血压下降。降压时不减少心、脑、肾血流量，不易引起体位性低血压，不引起水、钠潴留及脂类代谢改变等，长期应用能逆转左室壁肥厚和改善血管重构等优点，为常用降压药。

硝苯地平　掌握其作用及应用。降压作用快、持久，对高血压者降压明显，对正常者无降压作用。降压时伴有反射性心率加快、心输出量增加。用于各型高血压。

尼群地平及氨氯地平　熟悉作用特点。尼群地平降压作用比硝苯地平温和持久，不良反应轻，用于各型高血压；氨氯地平为长效钙拮抗药，起效慢，对血管选择性高，对心脏影响小，用于高血压。

11. 卡托普利　掌握其作用、机制、应用及主要不良反应。应空腹服药，降压快、较强，降压时对心率无影响，不产生体位性低血压，无水钠潴留，用于原发性及肾性高血压，尤用于高肾素性高血压。降压机制是：①抑制血管紧张素转化酶，使血管紧张素 II 及醛固酮生成和分泌减少，使血压下降；②使缓激肽降解减少：使舒张血管作用增强，促血压下降。长期应用可预防和逆转心肌肥厚、心肌及血管重构。短期应用不良反应少，常见皮疹、药热，大剂量可出现低血压，长期应用出现干咳、高血钾、味觉障碍及粒细胞缺乏等。依那普利　了解其特点，为不含巯基的强效 ACEI，与卡托普利相似，但降压强、持久，不良反应较少。

12. 洛沙坦　了解降压机制及应用。阻断血管紧张素Ⅱ与 AT_1 受体结合，使血管扩张、血压下降。用于高血压。不良反应较少。

13. 氢氯噻嗪　熟悉降压特点、机制及应用。降压温和、持久，单用于治疗轻度高血压，常作为基础降压药与其他降压药合用于中、重度高血压。降压机制是：早期排钠利尿，血容量及心输出量减少使血压下降。此后由于血管平滑肌细胞内钠含量下降，使细胞内钙离子下降，导致平滑肌对缩血管物如 NA 等的反应性降低，使血压下降。

测试题

一、单选题

1. 伴支气管哮喘的高血压患者，应禁用（　）

A. 可乐定
B. 普萘洛尔
C. 卡托普利
D. 硝苯地平
E. 氢氯噻嗪

2. 伴溃疡的高血压患者应禁用（　）
A. 卡托普利
B. 硝苯地平
C. 尼群地平
D. 利血平
E. 甲基多巴
3. 伴糖尿病的高血压患者不宜用（　）
A. 硝苯地平
B. 卡托普利
C. 氢氯噻嗪
D. 肼屈嗪
E. 可乐定
4. 伴抑郁的高血压患者不宜用（　）
A. 硝普钠
B. 可乐定
C. 利血平
D. 氢氯噻嗪
E. 卡托普利
5. 嗜铬细胞瘤高血压患者应选用（　）
A. 氢氯噻嗪
B. 硝苯地平
C. 哌唑嗪
D. 甲基多巴
E. 利血平
6. 伴肾功能不全的高血压患者应选用（　）
A. 利血平
B. 氢氯噻嗪
C. 胍乙啶
D. 卡托普利
E. 普萘洛尔
7. 伴心绞痛、心动过速的高血压患者应选用（　）
A. 可乐定
B. 肼屈嗪
C. 硝苯地平
D. 普萘洛尔
E. 硝普钠
8. 伴心功能不全的高血压危象，可选用（　）
A. 肼屈嗪
B. 普萘洛尔
C. 氢氯噻嗪
D. 硝普钠
E. 胍乙啶
9. 能引起“首剂现象”的抗高血压药是（　）
A. 哌唑嗪
B. 硝苯地平
C. 卡托普利
D. 可乐定
E. 胍乙啶
10. 下列具有中枢抑制作用的降压药是（　）
A. 硝苯地平
B. 肼屈嗪
C. 卡托普利
D. 可乐定
E. 哌唑嗪
11. 单用易诱发心绞痛的抗高血压药是（　）
A. 普萘洛尔
B. 卡托普利
C. 可乐定
D. 肼屈嗪
E. 利血平
12. 具有 α 和 β 受体阻断作用的抗高血压药是（　）
A. 美加明
B. 哌唑嗪
C. 美托洛尔
D. 普萘洛尔
E. 拉贝洛尔
13. 伴有外周血管痉挛性疾病的高血压患者宜选用（　）
A. 可乐定
B. 氢氯噻嗪
C. 硝苯地平
D. 普萘洛尔
E. 卡托普利

14. 目前已不使用或很少应用的一类降压药是（　　）

A. 钙拮抗剂

B. 利尿药

C. 血管紧张素转化酶抑制剂

D. β受体阻断药

E. 神经节阻断药

15. 下列可用于伴肾功能不全和心绞痛的降压药是（　　）

A. 血管扩张药

B. 利尿药

C. 钙拮抗剂

D. 抗去甲肾上腺素能神经末梢药

E. 神经节阻断药

16. 下列卡托普利叙述错误项是（　　）

A. 使缓激肽降解减少

B. 使醛固酮分泌减少

C. 对高肾素型高血压有效

D. 降压时伴有心率加快

E. 降压时肾血流量不减少

二、多选题

1. 降压时伴有心率加快和心输出量增加的降压药有（　　）

A. 硝苯地平

B. 卡托普利

C. 哌唑嗪

D. 肼屈嗪

E. 可乐定

2. 普萘洛尔的降压机制是（　　）

A. 阻断突触前膜 β_2 受体，使 NA 分泌减少

B. 阻断中枢 β 受体

C. 阻断心脏 β_1 受体

D. 内在拟交感活性，兴奋外周 β 受体

E. 阻断肾脏 β 受体，使肾素分泌减少

3. 卡托普利的降压机制是（　　）

A. 抑制激肽释放酶

B. 抑制血管紧张素Ⅰ转化酶，减少血管紧张素Ⅱ生成

C. 减少缓激肽降解

D. 减少肾素分泌

E. 抑制 β 羟化酶的活性

4. 卡托普利长期应用的不良反应有（　　）

A. 皮疹、药热

B. 干咳

C. 味觉障碍

D. 红斑狼疮样综合征

E. 粒细胞缺乏

5. 高血压危象，可选用的降压药有（　　）

A. 甲基多巴

B. 普萘洛尔

C. 硝普钠

D. 硝苯地平

E. 肼屈嗪

6. 直接扩张血管平滑肌的降压药有（　　）

A. 哌唑嗪

B. 肼屈嗪

C. 普萘洛尔

D. 硝普钠

E. 卡托普利

7. 伴有肾功能不良的高血压者可选用（　　）

A. 利血平

B. 胍乙啶

C. 卡托普利

D. 氢氯噻嗪

E. 甲基多巴

8. 硝苯地平降压作用具有的特点是（　　）

A. 抑制钙离子外流

B. 小动脉平滑肌松弛显著

C. 降压作用快、较强

D. 降压时伴有反射性心率加快、输出量增加

E. 对高血压者降压显著

9. 下列属于肾上腺素受体阻断药的降压药有（　　）

A. 卡托普利

B. 利血平

C. 哌唑嗪

D. 拉贝洛尔

E. 普萘洛尔

10. 可乐定的降压机制是（　）

A. 阻断心脏β受体

B. 激动中枢脑干的 α_2 受体

C. 激动中枢脑干咪唑啉受体

D. 激动外周突触前膜 α_2 受体

E. 阻断中枢β受体

11. 下列降压药的不良反应，正确叙述是（　）

A. 利血平可引起鼻塞、腹泻、胃酸分泌过多

B. 卡托普利长期用药可引起皮疹、味觉障碍、干咳

C. 哌唑嗪首次给药易引起首剂现象

D. 氢氯噻嗪长期应用可出现低血钾

E. 胍乙啶易引起体位性低血压

12. 久用突然停药可引起血压骤升的抗高血压药有（　）

A. 卡托普利

B. 利血平

C. 可乐定

D. 肼屈嗪

E. 普萘洛尔

13. 目前临床常用的降压药类有（　）

A. 肾上腺素受体阻断药

B. 利尿药

C. 钙拮抗剂

D. 神经节阻断药

E. 血管紧张素转化酶抑制剂

三、问答题

1. 简要列出临床常用的各类抗高血压药及其代表药。
2. 简述卡托普利的降压机制、应用及其优点。
3. 硝苯地平的降压作用特点，常见不良反应。
4. 普萘洛尔的降压机制、主要适应证及注意事项。
5. 利尿药的降压机制及其应用。

参考答案

一、单选题

1.B	2.D	3.C	4.C	5.C	6.D	7.D	8.D
9.A	10.D	11.D	12.E	13.C	14.E	15.C	16.D

二、多选题

1.AD	2.ABCE	3.BC	4.ABCE	5.CD	6.BD
7.CE	8.BCDE	9.CDE	10.BCD	11.ABCDE	12.CE
13.ABCE					

三、问答题

1. 临床常用抗高血压药物有①利尿药，如氢氯噻嗪等；②钙拮抗剂，如硝苯地平、尼群地平、氨氯地平等；③血管紧张素转化酶抑制剂，如卡托普利等；④肾上腺素受体阻断药，

普萘洛尔（β受体阻断药）、哌唑嗪（α_1受体阻断药）、拉贝洛尔（α和β受体阻断药）等。

2. 卡托普利的降压机制：①抑制血管紧张素转化酶，使血管紧张素Ⅱ及醛固酮生成和分泌减少；②减少激肽降解。与其他降压药相比优点是：①适用于各型高血压，降压时不伴有心率加快。②长期应用不易引起电解质紊乱和脂质代谢障碍。③可防止或逆转高血压者血管壁增厚及左心室肥厚等。

3. 硝苯地平的降压特点：①降压作用快、较强，对正常者无降压作用。②对小动脉扩张远强于小静脉。③降压时伴有反射性心率加快、心输出量及血浆肾素活性增加。不良反应有眩晕、头痛、心悸、低血压、皮疹、踝部水肿等。

4. 普萘洛尔的降压机制：①阻断心脏β_1受体，降低心肌收缩力、心率及心输出量；②阻断肾β受体，使肾素分泌减少；③阻断交感突触前膜β受体，减少去甲肾上腺素分泌；④阻断中枢β受体。对伴心输出量和肾素活性偏高，心绞痛及脑血管疾病的患者疗效好。用药剂量个体差异大，停药时应逐渐减量。

5. 利尿药的降压机制：①初期排钠利尿，使血容量及心输出量减少。②长期用药因排钠，减少动脉壁细胞内Na^+，使Na^+-Ca^{2+}交换减少，细胞内Ca^{2+}减少，降低血管平滑肌对去甲肾上腺素等活性物质的反应性，使血压下降。临床用于轻度高血压，合用其它降压药治疗中、重度高血压。伴糖尿病、痛风者不宜用氢氯噻嗪。

（孙颂三）

第二十三章　调节血脂药物

学习要点

凡能降低血浆 TC（总胆固醇）、TG（甘油三酯）、LDL（低密度脂蛋白）、VLDL（极低密度脂蛋白）和升高血浆 HDL（高密度脂蛋白）的药物，均有治疗高血脂症和抗动脉粥样硬化作用。目前抗高血脂症药物有：(1) 离子交换树脂类如考米烯胺，(2) 烟酸类，(3) 苯氧酸类如氯贝特、吉非贝齐，(4) HMG－CoA 还原酶抑制剂如洛伐他汀、辛伐他汀，(5) 其他有抗氧化剂如普罗布考，多烯脂肪酸如多烯康胶囊等。

熟悉考来烯胺（消胆胺）为碱性阴离子交换树脂，口服不吸收，在肠道中与胆汁酸形成络合物，随粪便排出，阻断胆汁酸重吸收和肝肠循环，促使肝脏胆固醇向胆汁酸转化，从而明显降低血浆 LDL 和 TC（总胆固醇）浓度，本类药也抑制胆固醇吸收，临床用于Ⅱa 型高脂血症。不良反应有恶心、腹胀等。熟悉烟酸大剂量口服能使 VLDL、LDL 和 TG 下降，可能与抑制脂肪组织的分解有关。同时可扩张血管，升高血浆 HDL，临床用于Ⅱ型、Ⅲ型、Ⅳ型和Ⅴ型高脂血症，也用于冠心病和心肌梗死。不良反应有皮肤潮红、全身瘙痒，对胃肠道的刺激症状，可加重溃疡病。

熟悉苯氧酸类如吉非贝齐（诺衡）等，口服后明显降低血浆 TG、VLDL、LDL 和升高血浆 HDL，其降脂作用与增加脂蛋白酯酶活性有关。临床用于Ⅱb 型、Ⅲ型、Ⅳ型高脂血症，尤以对Ⅲ型较好。不良反应有皮疹、脱发、视物模糊及血象异常等。

熟悉 HMG－CoA（羟甲基戊二酰辅酶 A）还原酶抑制剂，如洛伐他汀（美降脂）等，通过抑制 HMG－CoA 还原酶，从而使肝内胆固醇合成减少，并明显降低血浆 TC、LDL－C 和 VLDL 含量和升高 HDL，对 TG 作用弱。本类药口服吸收良好，对原发性高胆固醇血症、Ⅲ型高脂蛋白血症及糖尿病性、肾性高脂血症均有效。不良反应有胃肠道反应、皮疹、头痛、肌肉触痛、血清转氨酶升高等。

了解普罗布考、维生素 C、维生素 E 等，口服后使血浆 TC 下降，LDL 下降，HDL 降低，而对 VLDL、TG 无明显影响。临床应用于Ⅱa 型高脂蛋白血症。不良反应如腹泻、腹胀、腹痛、恶心，偶见有感觉异常等。了解多烯脂肪酸类如多烯康胶囊（海鱼油）可使血浆 TG、VLDL、TC、LDL 降低，而 HDL 上升。

测试题

一、单选题

1. 下列影响胆固醇吸收的药物是（　　）
   A. 洛伐他汀
   B. 烟酸
   C. 考来烯胺
   D. 普罗布考
   E. 多烯康胶囊
2. 考来烯胺临床主要用于下列高脂血症类

型是（　　）

A. Ⅰ型

B. Ⅱa型

C. Ⅱb型

D. Ⅳ型

E. Ⅴ型

3. 下列能减少肝内胆固醇合成的药物是（　　）

A. 洛伐他汀

B. 普罗布考

C. 烟酸

D. 多烯康胶囊

E. 考来烯胺

4. 下列可阻断胆汁酸肝肠循环的药物是（　　）

A. 洛伐他汀

B. 普罗布考

C. 烟酸

D. 多烯康胶囊

E. 考来烯胺

5. 下列能明显降低血浆胆固醇的药物是（　　）

A. 烟酸

B. 考来烯胺

C. 多烯康胶囊

D. 洛伐他汀

E. 吉非贝齐

二、多选题

1. 烟酸的不良反应有（　　）

A. 便秘

B. 血糖降低

C. 皮肤潮红

D. 全身瘙痒

E. 刺激胃肠道并加重溃疡

2. 下列能降低血浆 TG（甘油三酯）的药物是（　　）

A. 考来烯胺

B. 烟酸

C. 吉非贝齐

D. 洛伐他汀

E. 普罗布考

3. 吉非贝齐临床主要用于下列高脂血症类型是（　　）

A. Ⅰ型

B. Ⅱa型

C. Ⅱb型

D. Ⅲ型

E. Ⅳ型

4. 能引起 HDL（高密度脂蛋白）升高的药物是（　　）

A. 考来烯胺

B. 烟酸

C. 吉非贝齐

D. 洛伐他汀

E. 普罗布考

5. 洛伐他汀的不良反应有（　　）

A. 胃肠道反应

B. 头痛

C. 皮疹

D. 肌肉触痛

E. 血清转氨酶升高

三、问答题

1. 简述抗高血脂药物有哪几类？各举出一代表药。

参 考 答 案

一、单选题：

1.C 2.B 3.A 4.E 5.B

二、多选题：

1.CDE 2.BCD 3.CDE 4.BCD 5.ABCDE

三、问答题

1. 包括有（1）离子交换树脂类如考来烯胺，（2）烟酸类如烟酸，（3）苯氧酸类如吉非贝齐，（4）HMG-CoA 还原酶抑制剂如洛伐他汀，（5）其他类如抗氧化剂如普罗布考，多烯脂肪酸如多烯康胶囊等。

（肖顺贞）

第二十四章　利尿药和脱水药

学习要点

熟悉根据药物的作用部位及排钠利尿作用强弱分为三类：①高效利尿药：作用于髓袢升支粗段髓质和皮质部的 $Na^{+} \cdot K^{+} \cdot 2Cl^{-}$ 共同转运系统，抑制 NaCl 再吸收。降低肾脏的稀释和浓缩功能。常用药有呋塞米（速尿）、依他尼酸及布美他尼（最强）；②中效利尿药：作用于远曲小管前段皮质部，抑制 $Na^{+} \cdot Cl^{-}$ 共同转运体，抑制 NaCl 再吸收，降低肾脏的稀释功能。常用药有氢氯噻嗪；③低效利尿药（留钾利尿药）及碳酸酐酶抑制剂：作用于远曲小管及集合管，与醛固酮竞争受体，抑制 $Na^{+}-K^{+}$ 交换，如螺内酯；抑制远曲小管 $Na^{+}-K^{+}$ 交换，如氨苯蝶啶及碳酸酐酶抑制剂乙酰唑胺。掌握呋塞米、氢氯噻嗪、螺内酯的作用特点、机制、应用及主要不良反应。熟悉氨苯蝶啶作用特点、应用、不良反应和利尿机制。了解常用脱水药（又称渗透性利尿药）甘露醇、山梨醇和高渗葡萄糖（50%）的作用特点，临床应用和不良反应。

1. 呋塞米　利尿作用强、快、短，尿中大量排出 Cl^{-}、Na^{+} 和 K^{+}，用于心、肝、肾等严重水肿，急性肺水肿、脑水肿及加速毒物排泄。掌握其主要不良反应：①水、电解质紊乱，如低血钠、低血钾和低血氯性碱中毒；②耳毒性：听力下降甚至耳聋，禁与氨基苷类抗生素合用；③高尿酸血症，诱发痛风及胃肠道反应。

2. 氢氯噻嗪　利尿作用温和、持久，主要是抑制远曲小管前段皮质部 $Na^{+} \cdot Cl^{-}$ 转运及轻度抑制碳酸酐酶。尚具有降压和抗利尿作用。用于各种原因水肿，高血压病（常与其他降压药合用）及尿崩症。不良反应较小，如低血钾、高尿酸血症、高血糖及少数人出现过敏反应，糖尿病及痛风者慎用。

3. 螺内酯　本品起效慢、弱、持久，用于醛固酮增多的顽固性水肿。久用引起高血钾、头痛、困倦、性激素样副作用及性功能障碍。

4. 氨苯蝶啶　直接抑制远曲小管 $Na^{+}-K^{+}$ 交换，起效快、弱，常与中效或强效利尿药合用治疗顽固性水肿，久用引起高血钾。

5. 乙酰唑胺　了解乙酰唑胺是碳酸酐酶抑制剂，利尿作用弱，可减少房水生成，用于青光眼。

6. 甘露醇和山梨醇　共同特点是①易经肾小球滤过；②不易被肾小管再吸收；③体内不易代谢；④不易从血管透入组织液中。临床用于治疗脑水肿、青光眼及预防急性肾功能衰竭。其不良反应是注射过快可引起一过性头痛、眩晕及视力模糊等。禁用于慢性心功能不全，尿闭及活动性颅内出血者。山梨醇作用较甘露醇弱。高渗葡萄糖（50%）渗透利尿脱水作用弱、短，也用于脑水肿。

测 试 题

一、单选题

1. 下列利尿作用最强的药物是（　）
   A. 呋塞米
   B. 氨苯蝶啶
   C. 螺内酯
   D. 氢氯噻嗪
   E. 乙酰唑胺
2. 下列作用于远曲小管前段皮质部，抑制 $Na^+ \cdot Cl^-$ 重吸收的药物是（　）
   A. 呋塞米
   B. 螺内酯
   C. 氢氯噻嗪
   D. 乙酰唑胺
   E. 氨苯蝶啶
3. 常用于抗高血压的利尿药是（　）
   A. 氨苯蝶啶
   B. 乙酰唑胺
   C. 呋塞米
   D. 螺内酯
   E. 氢氯噻嗪
4. 下列与呋塞米合用易增强耳毒性的抗生素类是（　）
   A. 林可霉素类
   B. β内酰胺类
   C. 四环素类
   D. 大环内酯类
   E. 氨基苷类
5. 用于治疗尿崩症的利尿药是（　）
   A. 氨苯蝶啶
   B. 螺内酯
   C. 呋塞米
   D. 依他尼酸
   E. 氢氯噻嗪
6. 能使房水生成减少，治疗青光眼的利尿药是（　）
   A. 依他尼酸
   B. 呋塞米
   C. 乙酰唑胺
   D. 螺内酯
   E. 氢氯噻嗪
7. 能与醛固酮竞争拮抗的利尿药是（　）
   A. 乙酰唑胺
   B. 螺内酯
   C. 氢氯噻嗪
   D. 氨苯蝶啶
   E. 依他尼酸
8. 下列呋塞米叙述错误项是（　）
   A. 排出大量近于等渗的尿液
   B. 尿液大量 Cl^-、Na^+、K^+ 排出
   C. 可提高肾脏的稀释与浓缩功能
   D. 抑制髓袢升支粗段髓质和皮质部 $Na^+ \cdot K^+ \cdot 2Cl^-$ 转运系统
   E. 增加尿中 Mg^{2+}、Ca^{2+} 排出
9. 引起血钾升高的利尿药是（　）
   A. 氢氯噻嗪
   B. 氨苯蝶啶
   C. 乙酰唑胺
   D. 呋塞米
   E. 依他尼酸
10. 伴有血糖升高的水肿患者不宜用（　）
    A. 乙酰唑胺
    B. 氢氯噻嗪
    C. 螺内酯
    D. 氨苯蝶啶
    E. 呋塞米
11. 下列最易引起水电解质紊乱的药物是（　）
    A. 氢氯噻嗪
    B. 呋塞米
    C. 螺内酯
    D. 氨苯蝶啶

E. 乙酰唑胺

12. 下列氢氯噻嗪不具有的作用是（　）
A. 利尿作用
B. 抗利尿作用
C. 降压作用
D. 轻度抑制碳酸酐酶
E. 拮抗醛固酮

13. 不具有抗醛固酮作用的留钾利尿药是（　）
A. 依他尼酸
B. 乙酰唑胺
C. 螺内酯
D. 氨苯蝶啶
E. 氢氯噻嗪

14. 脑水肿患者不宜用（　）
A. 呋塞米
B. 甘露醇
C. 依他尼酸
D. 山梨醇
E. 螺内酯

二、多选题

1. 可引起低血钾的利尿药有（　）
A. 氨苯蝶啶
B. 螺内酯
C. 呋塞米
D. 氢氯噻嗪
E. 乙酰唑胺

2. 下列能增强利尿作用并减少 K^+ 丢失的组合用药是（　）
A. 呋塞米和螺内酯
B. 氢氯噻嗪和氨苯蝶啶
C. 呋塞米和氢氯噻嗪
D. 氢氯噻嗪和螺内酯
E. 呋塞米和氨苯蝶啶

3. 下列用于降低眼内压的药物是（　）
A. 螺内酯
B. 氢氯噻嗪
C. 乙酰唑胺
D. 呋塞米
E. 甘露醇

4. 下列属于渗透性利尿药物是（　）
A. 呋塞米
B. 甘露醇
C. 依他尼酸
D. 山梨醇
E. 乙酰唑胺

5. 呋塞米临床用于（　）
A. 急性肺水肿
B. 急性肾功能衰竭、少尿
C. 青光眼
D. 脑水肿
E. 药物中毒

6. 氢氯噻嗪主要不良反应是（　）
A. 高血糖
B. 高尿酸血症
C. 高血钾
D. 耳毒性
E. 低血钾

7. 甘露醇的临床应用是（　）
A. 肺水肿
B. 脑水肿
C. 青光眼
D. 肝性水肿
E. 预防急性肾功能衰竭

8. 脱水药具有的特点是（　）
A. 不易被肾小管再吸收
B. 体内不易代谢
C. 易从血管透入组织
D. 易被肾小球过滤
E. 不易被肾小球过滤

9. 螺内酯的主要不良反应是（　）
A. 引起低血钾症
B. 引起高血钾症
C. 性激素样作用
D. 引起高血钙症
E. 性功能障碍

10. 呋塞米的主要不良反应是（　）
A. 减少 K^+ 排泄

B. 耳毒性

C. 高尿酸血症

D. 水和电解质紊乱

E. 胃肠道反应

11. 呋塞米治疗急性肺水肿，是因具有 （ ）

A. 利尿作用强

B. 血容量降低，心前负荷降低

C. 扩张外周小动脉，降低心后负荷

D. 竞争拮抗醛固酮

E. 抑制碳酸酐酶

三、问答题

1. 简述常用利尿药的分类，各类利尿药的主要作用部位。
2. 呋塞米的利尿作用特点及其临床应用。
3. 氢氯噻嗪的利尿作用特点及其临床应用。
4. 简述常用渗透性利尿脱水剂的作用机制。
5. 有心慌气短、下肢水肿的心衰患者，给地高辛口服治疗外，还给予甘露醇缓慢静滴，试分析此治疗是否合理。

参考答案

一、单选题

1.C	2.C	3.E	4.E	5.E	6.C	7.B	8.C
9.B	10.B	11.B	12.E	13.D	14.E		

二、多选题

1.CDE	2.ABDE	3.CE	4.BD	5.ABDE	6.ABE
7.BCE	8.ABD	9.BCE	10.BCDE	11.ABC	

三、问答题

1. 高效利尿药有呋塞米（速尿）、依他尼酸及布美他尼（最强），作用于髓袢升支粗段髓质和皮质部；②中效利尿药有氢氯噻嗪，作用于远曲小管前段皮质部，③低效利尿药留钾利尿药包括螺内酯（竞争拮抗醛固酮）和氨苯蝶啶（抑制远曲小管及集合管的 K^+-Na^+ 交换）及碳酸酐酶抑制剂乙酰唑胺，后者主要作用于近曲小管，对碳酸酐酶抑制。
2. 呋塞米 利尿作用特点是：抑制髓袢升支粗段髓质和皮质部的 $Na^+ \cdot K^+ \cdot 2Cl^-$ 共用转运系统，抑制 Na^+、Cl^- 再吸收。降低肾脏的稀释和浓缩功能。尿中排出大量 Na^+、K^+、Cl^-。利尿作用强、快、短。用于各种严重水肿、急性肺水肿、脑水肿、急慢性肾功能衰竭及加速毒物排泄。不良反应大。
3. 氢氯噻嗪利尿特点主要是抑制远曲小管前段皮质部 $Na^+ \cdot Cl^-$ 共用转运系统，降低肾脏的尿稀释功能，中等强度利尿，尿中排出 Na^+、K^+、Cl^- 等离子。常用于各种水肿、高血压及尿崩症。
4. 常用有甘露醇、山梨醇、高渗葡萄糖（50%）等，静注后，提高血浆渗透压，使组织脱水，降低眼内压和颅压，增加血容量，使肾小球滤过增加，不易被肾小管再吸收，提高尿渗透压，产生渗透性利尿。

5. 给予甘露醇（渗透利尿）缓慢静滴可发挥利尿，作用弱，增加血容量及回心血量，增加前负荷，加重心衰。故甘露醇应禁用于心力衰竭者，若辅助消除心衰水肿，采用高效利尿剂，迅速减轻肺水肿，消除下肢水肿，缓解呼吸困难，为防止低血钾，可与留钾利尿药合用或补充氯化钾。

（孙颂三）

第二十五章　作用于血液和造血系统药物

学习要点

（一）抗贫血药：

了解贫血可分为缺铁性贫血、巨幼红细胞性贫血、再生障碍性贫血等几类，治疗原则主要针对病因，采取补充疗法。熟悉常用于治疗贫血药物有：(1) 铁制剂，如硫酸亚铁、枸橼酸铁铵等。主要不良反应为消化道刺激引起恶心、呕吐、上腹疼痛和腹泻等，宜饭后服药，也可引起便秘，禁用于溃疡病患者，其他还可见嗜睡、痉挛、肝坏死等。(2) 叶酸和甲酰四氢叶酸钙等，多治疗巨幼红细胞性贫血，治疗恶性贫血时需与维生素 B_{12}合用。(3) 维生素 B_{12}主要用于恶性贫血和巨幼红细胞性贫血，偶可引起过敏反应如皮疹、药热。恶性贫血患者胃粘膜萎缩，“内因子”缺乏，影响维生素 B_{12}吸收，需注射给药。

（二）抗凝血药

熟悉肝素通过作用于抗凝血酶Ⅲ（AT－Ⅲ），加速多种凝血因子Ⅱ、Ⅻ、Ⅺ、Ⅹ、Ⅸ的灭活，最终抑制纤维蛋白的形成，阻止血液凝固，产生抗凝血作用，仅可防止血栓的形成和扩大，但其不能溶解已形成的血栓。本药口服不吸收，只采用静脉注射和静滴给药，在体内、外均有强大的、迅速的抗凝作用。临床用于①血栓栓塞性疾病的预防及治疗。②弥漫性血管内凝血的早期应用。③心导管检查，体外循环、血液透析等操作过程的抗凝。不良反应：过量可导致自发性出血，除及时停药外，可用鱼精蛋白对抗；偶见过敏反应如药热、荨麻疹、哮喘等。长期应用肝素会引起骨质疏松、自发性骨折、脱发、血小板减少及肾功能不良等，有出血倾向、脑出血、严重高血压者和孕期妇女及对肝素过敏者等禁用。

掌握香豆素类为口服抗凝血药，包括有双香豆素、华法林和新抗凝等药物的特点。本类药口服有体内抗凝作用，体外无效。香豆素类因与维生素 K 结构相似而产生拮抗作用，在肝脏内影响维生素 K 参与的凝血因子Ⅱ、Ⅶ、Ⅸ、Ⅹ的合成过程，产生抗凝血作用。本类药对已合成的凝血因子无作用。需待其耗竭才发挥作用，故作用产生缓慢，停药后也需待合成新的凝血因子作用才消失，所以作用维持时间长。临床主要用于防治血栓栓塞性疾病，也可作为心肌梗死辅助用药。不良反应为过量易发生出血，可用维生素 K 对抗，偶见恶心、呕吐、腹泻、皮疹、脱发等。

熟悉纤维蛋白溶解药（溶栓药）包括链激酶（SK）、尿激酶（Uk）等，通过激活纤维蛋白溶解酶原转化为纤维蛋白溶解酶，从而促纤维蛋白溶解，用于治疗急性血栓栓塞性疾病，应尽早用药促血栓溶解效最佳。对已形成并机化的血栓本类药无作用。不良反应主要是出血，可用抗纤维蛋白溶解剂氨甲苯酸（PAMBA）、氨甲环酸（AMCHA）等解救。其他不良反应有过敏、药热等。

（三）促凝血药（止血药）

熟悉维生素 K 通过参与和促进肝内凝血因子Ⅱ、Ⅶ、Ⅸ、Ⅹ的合成，产生止血作用，维生素 K_1 和 K_2 均为脂溶性，胃肠道吸收需有胆汁存在，多采用肌肉注射给药，紧急情况可静脉注射。人工合成的维生素 K_3 和 K_4 为水溶性，可口服给药。临床用于维生素 K 缺乏引起的出血如新生儿出血，口服抗凝血剂过量引起的出血，梗阻性黄疸，胆瘘及慢性腹泻所致维生素 K 缺乏出血等。不良反应为维生素 K_1 静注过快可产生面部潮红、出汗、血压骤降，维生素 K_3、K_4 口服可引起恶心、呕吐，肝功能不良者慎用。

测 试 题

一、单选题

1. 在体内外均有抗凝作用的抗凝血药物是（ ）
A. 氨甲苯酸
B. 尿激酶
C. 双香豆素
D. 华法林
E. 肝素

2. 肝素过量引起自发性出血可选用的解救药是（ ）
A. 叶酸
B. 维生素 K
C. 鱼精蛋白
D. 氨甲环酸
E. 双香豆素

3. 双香豆素过量引起出血可选用的解救药是（ ）
A. 叶酸
B. 维生素 K
C. 鱼精蛋白
D. 氨甲环酸
E. 尿激酶

4. 用链激酶过量所致出血宜选用的解救药是（ ）
A. 叶酸
B. 维生素 K
C. 鱼精蛋白
D. 氨甲环酸
E. 华法林

5. 影响维生素 B_{12} 吸收的因素是（ ）
A. 多价金属离子
B. 内因子缺乏
C. 四环素
D. 胃酸过多
E. 合用叶酸

6. 长期应用肝素出现的不良反应是（ ）
A. 骨质疏松
B. 心动过速
C. 便秘
D. 恶心、呕吐
E. 面部潮红

二、多选题

1. 可用于治疗血栓栓塞性疾病的药物有（ ）
A. 尿激酶
B. 氨甲苯酸
C. 双香豆素
D. 维生素 K
E. 肝素

2. 可用于治疗巨幼红细胞性贫血的药物有（ ）
A. 叶酸
B. 维生素 B_{12}
C. 维生素 B_6
D. 硫酸亚铁
E. 华法林

3. 肝素在临床上可用于（ ）
A. 弥漫性血管内凝血早期
B. 血栓栓塞性疾病
C. 血液透析
D. 巨幼红细胞性贫血
E. 心血管手术

4. 口服铁剂最常见的不良反应是（　　）

A. 嗜睡

B. 恶心、呕吐

C. 过敏反应

D. 腹痛、腹泻

E. 便秘

三、问答题

1. 简述香豆素类抗凝血作用起效慢及维持时间长的原因，并列举3个双香豆素类药物。

参考答案

一、单选题

1.E　2.C　3.B　4.D　5.B　6.A

二、多选题

1.ACE　2.AB　3.ABCE　4.BDE

三、问答题

1. 因香豆素类是通过干扰维生素K转化影响凝血因子Ⅱ、Ⅶ、Ⅸ、Ⅹ的合成，产生抗凝作用。而对已合成的凝血因子无作用，需待其耗竭后才能发挥作用，所以香豆素类起效缓慢，即使停药后，也需待新的凝血因子合成，药物作用才消失，故维持时间长。香豆素类药物有双香豆素、华法林、新抗凝等。

（肖顺贞）

第二十六章　作用于消化系统药物

学习要点

消化系统药物包括治疗消化性溃疡、胃炎药物、助消化药、止吐药、催吐药、导泻药、止泻药和吸附药等，以及治疗肝胆疾患的药物等。

（一）治疗消化性溃疡和胃炎药物包括：

1. 抗酸药

熟悉抗酸药物的药理作用机制、临床应用、不良反应、药物相互作用及合理应用。

抗酸药为弱碱性药物，能中和胃酸、升高胃液 pH 值，减弱和解除胃酸－胃蛋白酶对胃粘膜溃疡面的腐蚀和刺激作用，缓解疼痛、减轻幽门过度紧张和痉挛。有的药物能覆盖在溃疡面上，具有收敛、止血和保护作用，利于溃疡愈合。

常用抗酸药物：

①碳酸氢钠：又名小苏打，作用快、强而短，维持时间短，中和胃酸时产生 CO_2 气体，作为抗酸药，不宜单用，多与碳酸钙或氯化镁合用，口服易吸收，碱化尿液，用来防治磺胺类药物在泌尿道析出结晶或增强链霉素治疗尿路感染时的抗菌作用，静脉用药可治疗酸中毒。

②氢氧化铝：抗酸作用较强、缓慢而持久，口服后与胃液混合形成凝胶，覆盖于溃疡面起保护作用，中和胃酸后生成氯化铝具有收敛、止血和便秘作用，铝离子与四环素类络合可影响吸收，还可影响磷酸盐、地高辛、异烟肼、强的松等的吸收。

③碳酸钙：抗酸作用较强、快而持久，中和胃酸时产生 CO_2，进入小肠的钙离子可促进胃泌素分泌而引起反跳性胃酸分泌增多。

④氢氧化镁：抗酸作用快、强而持久，镁离子有导泻作用，少量吸收后经肾排出，肾功能受损时应慎用。

⑤三硅酸镁：抗酸作用慢、弱、持久，中和胃酸生成胶状二氧化硅，对溃疡面有保护作用，镁盐有致泻作用，与氢氧化铝、碳酸钙合用可克服此缺点。

2. 胃酸分泌抑制剂

熟悉 H_2 受体拮抗剂，有西咪替丁、雷尼替丁、法莫替丁等。

（1）西咪替丁（甲氰咪胍）：阻断 H_2 受体，能抑制基础胃酸，也能抑制组胺、五肽胃泌素引起胃酸分泌，不影响胃排空。治疗消化性溃疡、上消化道出血，对皮肤瘙痒症有一定效果。不良反应有：口干、腹胀、腹泻、头痛、头晕、肝功能异常、皮疹、抗雄性激素作用、精神错乱等。

（2）雷尼替丁：作用比西咪替丁强，具有速效、高效和长效特点，口服吸收快，无肝药酶抑制作用，治消化性溃疡、手术后溃疡、反流性食管炎、艾－卓综合征等。有头痛、腹泻、皮疹、面红、焦虑、兴奋健忘等不良反应。

（3）法莫替丁：阻断 H_2 受体作用比西咪替丁、雷尼替丁强而维持时间长。

3. 胃酸质子泵（H^+泵）抑制剂

了解奥美拉唑（又名洛赛克）：是胃粘膜 H^+-K^+-ATP 酶（H^+泵）抑制剂。抑制基础胃酸和刺激引起的胃酸分泌（如对组胺、五肽胃泌素及刺激迷走神经引起的胃酸分泌有明显抑制作用），对 H_2 受体拮抗剂不能抑制的胃酸分泌，也有强而持久的抑制作用，适用于消化性溃疡，也具有减少幽门螺杆菌作用。

4. 胃肠解痉药：为 M 受体阻断药（详见第七章）

5. 胃泌素受体拮抗剂

丙谷胺：具有抗胃泌素作用，抑制胃酸、胃蛋白酶的过度分泌，还能调节胃肠运动，用于消化性溃疡、胃炎。不良反应有口干、食欲不振、腹胀、便干或次数增多、失眠等。

6. 粘膜保护药：了解常用药有甘珀酸钠（生胃酮）、枸橼酸铋钾、胃膜素等。

7. 前列腺素类：了解米索前列醇（喜克溃）是合成前列腺素 E_1 的衍生物，具有强大抑制胃酸作用，治消化性溃疡，有稀便、腹泻不良反应，孕妇禁用。

8. 抗菌药类：

主要为抗幽门螺杆菌药物，如灭滴灵（甲硝唑）、阿莫西林、氨苄西林、庆大霉素等。呋喃唑酮（痢特灵）治疗取得很好疗效。

（二）助消化药物

了解帮助消化的药物，多为消化液中的成分，能增强消化机能，促进食欲。在消化道机能减弱时，稀盐酸、胃蛋白酶、胰酶可作为补充应用，又如食母生（干酵母）、乳酶生（表飞鸣）等能制止肠道内的过度发酵而治消化不良。

（三）止吐药和催吐药

1. 止吐药有下述几类：

①噻嗪类药物：主要有氯丙嗪、异丙嗪、硫乙拉嗪、甲氧氯普胺、多潘立酮（吗丁林）等。

②抗组织胺类药物：对前庭功能有抑制作用，对晕动病有效，有苯海拉明、茶苯海明、氯丙甲嗪等。

③其他类：如甲氧氯普胺（胃复安）、舒必利、苯奎胺、东莨菪碱、维生素 B_6 等。

2. 催吐药：了解其机制为兴奋催吐化学感受器（如阿扑吗啡）、或刺激消化道反射性兴奋呕吐中枢（如硫酸铜），目前已被洗胃代替催吐药。

（四）导泻药：了解导泻药作用机制及应用。

1. 容积性泻药：该类药口服后所含离子不易被肠壁吸收，使肠内渗透压增高，而使水分保留在肠内，引起肠内容积增大，刺激肠壁加强肠蠕动而排便，如硫酸镁、硫酸钠。

2. 刺激性泻药：刺激肠道平滑肌而增加肠蠕动，降低肠腔内水和电解质吸收，也增加肠粘膜渗透性等机制而起泻下作用（如酚酞、比沙可啶及蒽醌类等）。

3. 润滑性泻药：液体石蜡、甘油等。为润滑肠壁软化粪便而使粪便排出，对于病人需要保持粪便软化或避免大便用力者宜用本类药物。

（五）止泻药和吸附药

腹泻为多因素引起，应针对病因治疗，如细菌感染引起应该用抗生素，了解本章介绍止泻药适用于刺激性腹泻、长期慢性腹泻，以防机体过度脱水，水、盐代谢失调、消化及营养障碍，其机制为止泻药通过减少肠蠕动或保护肠道免受刺激而达到止泻作用。如复方樟脑酊、鞣酸蛋白、次碳酸铋、地芬诺酯（止泻宁）、药用炭等。

（六）利胆药：有促胆汁分泌药（去氧胆酸）、溶胆石药（鹅去氧胆酸和雄去氧胆酸）及促进胆囊排空药（硫酸镁等）。

测 试 题

一、单选题

1. 奥美拉唑是属于下述哪类药物（ ）
   A. H_1 受体阻断剂
   B. M 受体阻断剂
   C. 抗酸类药
   D. H^+-K^+-ATP 酶抑制剂
   E. H_2 受体阻断剂
2. 硫酸镁不具有下列作用是（ ）
   A. 利胆作用
   B. 导泻作用
   C. 降压作用
   D. 抗癫痫作用
   E. 抗惊厥作用
3. 哌仑西平属于下列哪一类药物（ ）
   A. H_1 受体阻断剂
   B. H_2 受体阻断剂
   C. H^+-K^+-ATP 酶抑制剂
   D. M 受体阻断剂
   E. 前列腺素类
4. 硫糖铝治疗消化性溃疡的机制是（ ）
   A. 中和胃酸
   B. 抑制胃酸分泌
   C. 保护胃肠粘膜
   D. 抗幽门螺杆菌
   E. 抑制胃壁细胞内 H^+-K^+-ATP 酶
5. 下列不属于抗酸药是（ ）
   A. 碳酸钙
   B. 硫酸镁
   C. 三硅酸镁
   D. 碳酸氢钠
   E. 氢氧化铝
6. 下列无抗幽门螺杆菌的作用的药物是（ ）
   A. 氨苄西林
   B. 阿莫西林
   C. 四环素
   D. 丙胺太林
   E. 氯霉素

二、多选题

1. 治疗消化性溃疡可选用（ ）
   A. 甲硝唑
   B. 奥美拉唑
   C. 硫糖铝
   D. 硫酸镁
   E. 法莫替丁
2. 下列属于容积性泻药有（ ）
   A. 氢氧化镁
   B. 硫酸镁
   C. 酚酞
   D. 液体石蜡
   E. 硫酸钠
3. 下列具有止吐作用的药物有（ ）
   A. 硫乙拉嗪
   B. 茶苯海明
   C. 甲氧氯普胺
   D. 多潘立酮
   E. 阿扑吗啡
4. 雷尼替丁可用于治疗（ ）
   A. 胃溃疡
   B. 十二指肠溃疡
   C. 手术后溃疡
   D. 卓－艾综合征
   E. 上消化道出血
5. 下列属于胃肠解痉药有（ ）
   A. 溴丙胺太林
   B. 溴甲阿托品

C. 甘珀酸钠　　　　　　　　　E. 贝那替嗪
D. 哌仑西平

三、名词解释

1. 抗酸药
2. 泻药

四、问答题

1. 简述西咪替丁、雷尼替丁的药理作用、临床应用及主要不良反应。
2. 简述奥美拉唑的药理作用和临床应用。

参考答案

一、单选题

1.D　2.D　3.D　4.C　5.B　6.D

二、多选题

1.ABCE　2.BE　3.ABCD　4.ABCDE　5.ABDE

三、名词解释

1. 抗酸药为弱碱性药，能中和胃酸、升高胃内 pH 值，减弱和解除胃酸 – 胃蛋白酶对溃疡面的腐蚀和刺激作用，缓解疼痛，减轻幽门过度紧张和痉挛，有的具有覆盖在溃疡面上起收敛、止血和保护作用。
2. 泻药：能增加肠内水分，促进肠蠕动，软化或润滑肠道和粪便，可促进排便的药物。

四、问答题

1. 西咪替丁、雷尼替丁可阻断 H_2 受体，抑制胃酸分泌，也能抑制组胺、五肽胃泌素和食物等刺激引起胃酸分泌，并使酸度降低，不影响胃排空，可治疗消化性溃疡、反流性食管炎等。雷尼替丁还能治卓 – 艾综合征、上消化道出血等。不良反应，可有头痛、头晕、乏力、腹泻、皮疹，大剂量可有精神紊乱，静注可有心律失常，有抗雄性激素样作用等。
2. 奥美拉唑是 H^+-K^+-ATP 酶抑制剂，特异性地作用于胃壁细胞，而降低 H^+-K^+-ATP 酶活性，从而抑制基础胃酸和刺激引起的胃酸分泌。对组胺、五肽胃泌素及刺激迷走神经引起胃酸分泌有明显抑制作用，对受体拮抗剂不能抑制的胃酸分泌，也有强而持久抑制作用。用于消化性溃疡、反流性食管炎等。

（陆权素）

第二十七章　镇咳、祛痰及平喘药

学习要点

（一）镇咳药

熟悉可待因为阿片类生物碱，可抑制咳嗽中枢产生镇咳作用，对无痰干咳效好，有成瘾性，应控制使用。了解喷托维林（咳必清）也是中枢性镇咳药，有阿托品样作用及局麻作用，无成瘾性。青光眼患者慎用。临床用于少痰咳嗽。其他咳平（氯哌斯汀）、苯佐那酯（退嗽）等临床用于镇咳。

（二）祛痰药

了解氯化铵可引起呼吸道分泌增多，使痰液变稀易咳出，溃疡病患者慎用。了解乙酰半胱氨酸（痰易净）及溴已新（必嗽平）等均为粘痰溶解剂，可使粘痰粘滞性降低，易于咳出，哮喘病人、老年严重肺功能不全病人慎用。

（三）平喘药

了解按作用机制不同平喘药可分为（1）拟肾上腺素药如异丙肾上腺素、麻黄碱、沙丁胺醇（舒喘灵）；（2）茶碱类如氨茶碱；（3）M胆碱受体阻断药如异丙托溴胺（异丙基阿托品）；（4）糖皮质激素类如地塞米松、倍氯米松；（5）肥大细胞膜稳定剂如色甘酸钠等五类。

掌握拟肾上腺素药如沙丁胺醇异丙肾上腺素等。异丙肾上腺素平喘作用强、起效快、维持时间短、临床用于哮喘急性发作。不良反应有心悸、心动过速，大剂量可致心律失常甚至室颤死亡，冠心病、心肌炎、甲亢患者禁用，反复应用易产生耐受性。异丙肾上腺素通过激动β受体，松弛支气管平滑肌，产生平喘作用。麻黄碱直接兴奋α和β受体达平喘作用，作用较弱、缓慢、温和、持久，口服有效，常用于轻度哮喘和预防哮喘发作。不良反应：中枢兴奋、失眠、头痛、心悸、不安，连续服药易产生耐受性，高血压、冠心病、甲亢病人禁用。沙丁胺醇（舒喘灵）作用于β_2受体，平喘作用与异丙肾上腺素相似，作用强而持久，口服有效，亦可气雾吸入，对心脏兴奋作用弱。

掌握茶碱类药物松弛支气管平滑肌作用强，同时有强心和利尿作用，临床用于急、慢性哮喘及喘息性支气管炎，口服、静注或直肠给药均有效，也可用于心原性哮喘和心脏性水肿的辅助治疗。本药安全范围小，口服可致恶心、呕吐、宜饭后服，肌注可致局部红、肿、疼痛，静注过快易致心悸、心律失常、血压骤降，甚至惊厥。

了解异丙阿托品对呼吸道平滑肌具有高度选择性，阻断乙酰胆碱扩张支气管作用，主要防治喘息性支气管炎和支气管哮喘，常用雾化吸入给药。

熟悉糖皮质激素类平喘作用与其抗炎、抗过敏作用有关，静脉给药如地塞米松为哮喘持续状态及危重发作需要抢救措施之一，有较好疗效。气雾吸入倍氯米松（必可酮）局部抗炎作用强，起效慢，不用于急性发作，长期用药易发生咽部念珠菌感染，宜多漱口。

熟悉色甘酸钠属肥大细胞膜稳定药，抑制过敏介质释放。但无对抗过敏介质作用，吸入给药仅用于预防过敏性哮喘发作。

测 试 题

一、单选题

1. 下列治疗哮喘持续状态及危重发作的药物是（　　）
   A. 异丙肾上腺素
   B. 异丙阿托品
   C. 地塞米松静脉给药
   D. 氨茶碱
   E. 沙丁胺醇
2. 异丙托溴胺临床可用于（　　）
   A. 镇咳
   B. 祛痰
   C. 防治支气管炎
   D. 防治支气管哮喘
   E. 预防过敏性哮喘发作
3. 预防过敏性哮喘可选用（　　）
   A. 色甘酸钠
   B. 异丙托溴胺
   C. 地塞米松
   D. 氨茶碱
   E. 沙丁胺醇
4. 色甘酸钠平喘作用的机制是（　　）
   A. 阻断 M 受体
   B. 激动 β 受体
   C. 阻断腺苷受体
   D. 稳定肥大细胞膜
   E. 促儿茶酚胺释放
5. 反复应用可产生成瘾性的镇咳药是（　　）
   A. 溴已新
   B. 可待因
   C. 喷托维林
   D. 氯化铵
   E. 乙酰半胱氨酸

二、多选题

1. 下列具平喘作用的药物是（　　）
   A. 麻黄碱
   B. 氨茶碱
   C. 异丙阿托品
   D. 喷托维林
   E. 沙丁胺醇
2. 茶碱静脉注射过快可引起（　　）
   A. 呼吸抑制
   B. 血压骤降
   C. 心律失常
   D. 心悸
   E. 惊厥
3. 下列能裂解粘痰，使粘滞性降低的药物是（　　）
   A. 喷托维林
   B. 溴已新
   C. 氨茶碱
   D. N－乙酰半胱氨酸
   E. 氯化铵
4. 麻黄碱的不良反应有（　　）
   A. 失眠、不安
   B. 抑郁
   C. 恶心、呕吐
   D. 头痛
   E. 心悸

三、问答题

1. 简述平喘药的分类及其代表药。
2. 简述色甘酸钠的平喘作用机制和临床应用。

参考答案

一、单选题

1.C　2.D　3.A　4.D　5.B

二、多选题

1.ABCE　2.BCDE　3.BD　4.ADE

三、问答题

1. 按药理作用不同可分为（1）拟肾上腺素药如麻黄碱，（2）茶碱类如氨茶碱，（3）M胆碱受体阻断药如异丙托溴胺，（4）糖皮质激素如地塞米松，（5）肥大细胞膜稳定剂如色甘酸钠。
2. 色甘酸钠通过稳定肺组织肥大细胞膜，抑制过敏介质释放，但无对抗过敏介质作用。吸入给药，临床主要对过敏性哮喘疗效好用于预防哮喘发作，亦可用于过敏性鼻炎等。

（肖顺贞）

第二十八章　组胺与抗组胺药

学习要点

（一）组胺：组胺是Ⅰ型（速发型）过敏反应的重要介质，了解组胺的药理作用广泛。

1. 对心血管作用：可引起血管扩张，使毛细血管通透性增加，血压下降、甚至休克。皮内注入组胺可产生“三重反应”，先在注射部位红斑，后红斑部形成小肿块，后在小肿块四周出现红晕。

2. 对平滑肌作用：呈兴奋作用，使平滑肌收缩甚至痉挛，如对支气管平滑肌收缩至痉挛而引起呼吸困难。

3. 对胃腺作用：使胃液分泌增加，亦可促进肠道、支气管分泌功能等。

组胺通过与体内组胺受体结合产生效应，组胺受体有 H_1、H_2 和 H_3 三种类型，多用于诊断有无疾病时应用，如嗜铬细胞瘤、胃分泌功能等。

（二）抗组胺药物：

1. 抗组胺药在体内与相应组胺受体结合起抗组胺作用。H_1 受体阻断药有苯海拉明、氯苯那敏（扑尔敏）、异丙嗪、苯茚胺、赛庚啶、布克利嗪（安其敏）、特非那定及氯雷他丁（开瑞坦）等。掌握 H_1 受体阻断药的作用、应用和不良反应。

①抗组胺作用：对抗组胺的平滑肌兴奋、血管扩张和通透性增加作用，如对支气管平滑肌、消化道及子宫平滑肌的收缩等有关症状，防止过敏反应性水肿发生，而对组胺的降压和心脏作用只能部分对抗，须与 H_2 受体阻断药配合才完全对抗。

②对中枢抑制作用：有镇静、嗜睡等中枢抑制作用。苯海拉明、异丙嗪有较强的中枢抑制作用，用于治疗失眠。扑尔敏较弱。特非那定、阿斯咪唑不通过血脑屏障，无中枢抑制作用。

③抗胆碱作用：大多数 H_1 受体阻断药有抗乙酰胆碱作用，以苯海拉明、异丙嗪明显，故可治晕动病及呕吐。扑尔敏作用弱，特非那定和阿斯咪唑无此作用。

④止吐作用：苯海拉明、异丙嗪较强。

2. 临床应用：①治疗皮肤粘膜变态反应性疾病：用于荨麻疹、枯草热、过敏性鼻炎、血管神经性水肿、药疹和接触性皮炎、昆虫咬伤引起的皮肤瘙痒等有效，对支气管哮喘无效。②防晕止吐：晕动病、妊娠呕吐、放射病引起呕吐，苯海拉明和异丙嗪有效。

3. 熟悉不良反应：常见嗜睡、乏力、头晕、头痛、口干等，大剂量特非那定还可引起心律不齐等。

测 试 题

一、单选题

1. 对中枢无抑制作用的 H_1－受体阻断药是　　(　　)
   A. 苯海拉明
   B. 布克利嗪
   C. 异丙嗪
   D. 特非那定
   E. 氯苯那敏
2. 对中枢略有兴奋作用的 H_1 受体阻断药是　　(　　)
   A. 苯海拉明
   B. 氯苯那敏（扑尔敏）
   C. 赛庚啶
   D. 异丙嗪
   E. 苯茚胺
3. 驾驶员或高空作业者不宜使用的药物是　　(　　)
   A. 阿斯咪唑
   B. 苯海拉明
   C. 苯茚胺
   D. 阿托品
   E. 特非那定
4. 下列对止吐疗效较好的药物是（　　）
   A. 色甘酸钠
   B. 肾上腺素
   C. 西咪替丁
   D. 异丙嗪
   E. 倍他司汀
5. 下列不属组胺受体阻断药是　　(　　)
   A. 阿司咪唑
   B. 雷尼替丁
   C. 氯苯那敏（扑尔敏）
   D. 倍他司汀
   E. 异丙嗪

二、多选题

1. 抗胆碱作用较明显的 H_1 受体阻断药是　　(　　)
   A. 西咪替丁
   B. 苯海拉明
   C. 阿司咪唑
   D. 异丙嗪
   E. 特非那定
2. 下列对过敏性支气管哮喘无效的药物是　　(　　)
   A. 色甘酸钠
   B. 肾上腺素
   C. 苯海拉明
   D. 扑尔敏
   E. 地塞米松

三、名词解释

1. 三重反应
2. H_1 受体拮抗剂

四、问答题

1. 简述 H_1 受体拮抗剂的药理作用和临床应用。

参考答案

一、单选题

1.D　　2.E　　3.B　　4.D　　5.D

二、多选题

1.BD　　2.CD

三、名词解释：

1. 三重反应：组胺注入区因皮肤毛细血管扩张出现红斑，后因毛细血管通透性增加红斑上形成小肿块，再通过轴突反射引起小动脉扩张，小肿块周围出现红晕。
2. H_1受体拮抗剂：抗组胺药在人体内与组胺受体结合起抗组胺作用，根据药物选择性不同，抗组胺药可分为H_1、H_2和H_3受体拮抗剂。H_1受体拮抗剂对H_1受体有较强亲和力，但无内在活性，故能竞争性阻断组胺H_1受体，产生抗过敏作用。

四、问答题：

①能拮抗组胺的H_1型作用，选择性与H_1受体结合，使组胺不能与H_1受体结合，完全对抗组胺的平滑肌兴奋、血管扩张和通透性增加而防止过敏反应性水肿、瘙痒和支气管平滑肌收缩等，对降压和心脏作用仅起部分对抗。②对中枢神经系统抑制作用，多数具有镇静、嗜睡等作用，以异丙嗪和苯海拉明较明显。③有抗胆碱作用。④止吐作用以苯海拉明和异丙嗪作用较强。

（陆权素）

第二十九章　肾上腺皮质激素类药

学习要点

肾上腺皮质激素是肾上腺皮质分泌的所有激素的总称，可分为糖皮质激素、盐皮质激素和性激素。

（一）掌握糖皮质激素类的作用、应用和不良反应。常用药物短效类有氢化可的松、可的松；中效类有泼尼松、泼尼松龙；长效类有地塞米松、倍他米松。氢化可的松、可的松由肾上腺皮质束状带细胞合成与分泌。可的松与泼尼松在体内分别转化为氢化可的松和泼尼松龙才能发挥作用。

1. 药理作用

（1）抗炎作用　①抑制磷酯酶 A_2，使致炎物质如前列腺素和白三烯合成减少，减轻炎症部位毛细血管扩张与渗出。②抑制细胞因子如白细胞介素，肿瘤坏死因子等的生成。③稳定溶酶体膜。④抑制一氧化氮合酶的活性，使一氧化氮合成减少，⑤抑制肉芽组织增生，防止粘连及疤痕形成，减轻炎症后遗症。

（2）免疫抑制作用　①抑制巨噬细胞对抗原的吞噬和处理；②干扰淋巴细胞的识别及阻断免疫母细胞的增殖；③促进致敏淋巴细胞解体；④干扰体液免疫；⑤消除免疫反应所致的炎症反应。

（3）抗毒作用　能提高机体对内毒素的耐受力。

（4）抗休克作用 ①降低血管对某些缩血管活性物质的敏感性，解除血管痉挛，改善微循环；②加强心肌收缩力，使心输出量增多；③稳定溶酶体膜，减少心肌抑制因子的生成。

（5）对血液成分的影响　使中性粒细胞增多，红细胞和血红蛋白含量增加，血小板及纤维蛋白原浓度增加，还能减少淋巴细胞、嗜酸性粒细胞。

（6）提高中枢神经系统的兴奋性。

2. 临床应用：（1）替代疗法；（2）严重感染或炎症；（3）过敏反应及自身免疫性疾病；（4）抗休克；（5）血液病　可用于急性淋巴细胞性白血病、再生障碍性贫血、粒细胞减少症、血小板减少症等；（6）局部用药　如接触性皮炎、湿疹等。

3. 不良反应：（1）类肾上腺皮质功能亢进症；（2）诱发或加重感染；（3）抑制或延缓儿童生长发育；（4）医源性肾上腺皮质功能不全；（5）反跳现象与停药症状；（6）诱发或加重溃疡；（7）眼部晶体后部包囊下白内障，影响房水回流造成青光眼；（8）欣快、易激动、失眠等。

（二）了解盐皮质激素类　主要有醛固酮和去氧皮质酮，对维持机体正常的水、盐代谢起着重要作用，能促进肾脏远曲小管 Na^+、Cl^- 的重吸收和 K^+、H^+ 的分泌，具有保钠排钾作用，主要用于慢性肾上腺皮质功能减退症，纠正失水、失钠和钾潴留，以维持水和电解质的平衡。

测 试 题

一、单选题

1. 长期应用糖皮质激素，突然停药产生反跳现象，其原因是（　）
   A. 病人对激素产生依赖性或病情未充分控制
   B. ACTH 突然分泌增高
   C. 肾上腺功能亢进
   D. 甲状腺功能亢进
   E. 以上都是
2. 糖皮质激素用于严重感染的目的是（　）
   A. 加强抗生素的抗菌作用
   B. 提高机体抗病能力
   C. 抗炎、抗毒素、抗过敏、抗休克
   D. 加强心肌收缩力
   E. 改善微循环
3. 糖皮质激素诱发和加重感染的主要原因是（　）
   A. 病人对激素不敏感
   B. 激素用量不足
   C. 激素能直接促进病原微生物繁殖
   D. 激素抑制免疫反应，降低抵抗力
   E. 使用激素时未能应用有效抗菌药物
4. 经体内转化后才有效的糖皮质激素是（　）
   A. 泼尼松
   B. 氢化可的松
   C. 地塞米松
   D. 倍他米松
   E. 去炎松
5. 治疗剂量时几乎无留尿排钾作用的糖皮质激素是（　）
   A. 氢化可的松
   B. 泼尼松
   C. 可的松
   D. 地塞米松
   E. 泼尼松龙
6. 长疗程应用糖皮质激素采用隔日清晨一次给药可避免（　）
   A. 诱发溃疡
   B. 停药症状
   C. 反馈性抑制垂体 - 肾上腺皮质功能
   D. 诱发感染
   E. 反跳现象
7. 下列哪项患者**禁用**糖皮质激素？（　）
   A. 严重哮喘兼有轻度高血压
   B. 轻度糖尿病兼有眼部炎症
   C. 水痘发高烧
   D. 结核性胸膜炎兼有慢性支气管炎
   E. 血小板增加
8. 糖皮质激素对血液成分的影响正确描述是（　）
   A. 减少血中中性粒细胞数
   B. 减少血中红细胞数
   C. 抑制红细胞在骨髓中生成
   D. 减少血中淋巴细胞数
   E. 血小板数减少
9. 糖皮质激素治疗过敏性支气管哮喘的主要作用机制是（　）
   A. 直接扩张支气管平滑肌
   B. 兴奋 β_2 受体
   C. 稳定肥大细胞膜
   D. 使细胞内 cAMP 增加
   E. 抑制补体参与免疫反应
10. 糖皮质激素用于慢性炎症主要目的在于（　）
    A. 抑制花生四烯酸释放，使 PG 合成减少
    B. 具有强大抗炎作用，促进炎症消散
    C. 使炎症部位血管收缩，通透性下降
    D. 抑制肉芽组织生长，防止粘连和疤痕
    E. 稳定溶酶体膜、减少蛋白水解酶的释

放

11. 长期应用糖皮质激素可引起（　　）
A. 高血钙
B. 低血钾
C. 高血钾
D. 高血磷
E. 高血糖

12. 糖皮质激素诱发加重胃溃疡的错误论点是（　　）
A. 促进胃酸分泌
B. 促进蛋白酶分泌
C. 减少胃粘液生成
D. 直接损伤胃粘膜
E. 减弱 PGs 的胃粘膜保护作用

13. 糖皮质激素和抗生素合用治疗严重感染的目的是（　　）
A. 增加机体的对疾病的防御能力
B. 增强抗生素的抗菌活性
C. 增强机体应激性
D. 抗毒、抗休克、缓解毒血症状
E. 小量快速静脉注射

14. 抗炎作用最强的糖皮质激素是（　　）
A. 可的松
B. 氢化可的松
C. 地塞米松
D. 氟轻松
E. 泼尼松

二、多选题

1. 糖皮质激素的禁忌证为（　　）
A. 重症高血压
B. 角膜溃疡
C. 病毒感染
D. 结核性胸膜炎
E. 再生障碍性贫血

2. 糖皮质激素抗毒作用的正确描述是（　　）
A. 直接对抗内毒素
B. 中和内毒素
C. 抑制下丘脑对致热源的反应
D. 提高机体对内毒素的耐受力
E. 提高机体抵抗力

3. 糖皮质激素对血液成分影响的正确描述是（　　）
A. 中性粒细胞增多
B. 嗜酸性粒细胞增多
C. 淋巴细胞减少
D. 血小板减少
E. 红细胞增多

4. 糖皮质激素的药理作用有（　　）
A. 中和内毒素作用
B. 抗感染消炎作用
C. 抑制体温调节中枢对致热源的反应
D. 抑制各种炎症反应
E. 抗休克作用

5. 长期应用糖皮质激素抑制儿童生长发育的原因是（　　）
A. 抑制成骨细胞活动
B. 抑制甲状旁腺激素分泌
C. 使钙磷排泄增加
D. 抗维生素 D 作用
E. 抑制 DNA 合成

6. 描述糖皮质激素不良反应不正确的项目是（　　）
A. 肌无力、肌萎缩
B. 抑制破骨细胞活动
C. 抑制胃蛋白酶分泌
D. 抑制胃粘液生成
E. 诱发糖尿病

7. 不适于用糖皮质激素治疗的疾病（　　）
A. 溃疡性结肠炎
B. 角膜溃疡
C. 病毒性肝炎
D. 肾病综合征
E. 结核性脑膜炎

8. 长效糖皮质激素是（　　）
A. 氢化可的松
B. 泼尼松龙
C. 泼尼松

D. 地塞米松

E. 倍他米松

9. 在肝内经代谢转化才能发挥作用的糖皮质激素（　　）

A. 泼尼松

B. 氢化可的松

C. 可的松

D. 泼尼松龙

E. 地塞米松

10. 糖皮质激素用于严重感染的目的（　　）

A. 提高机体防御能力

B. 抗感染消炎

C. 缓解中毒症状

D. 防止病灶扩散

E. 使病人渡过危险期

三、名词解释

1. 医源性肾上腺皮质功能不全
2. 反跳现象
3. 停药症状
4. 肾上腺皮质功能亢进症
5. 替代疗法

四、问答题

1. 糖皮质激素通过哪些环节产生免疫抑制作用？
2. 糖皮质激素的主要药理作用有哪些？
3. 简述糖皮质激素抗休克作用机制。
4. 长期应用糖皮质激素主要引起哪些代谢紊乱？临床主要表现有哪些？
5. 简述糖皮质激素的抗炎作用机制。
6. 糖皮质激素有哪些主要不良反应？

参考答案

一、单选题

1.A　2.C　3.D　4.A　5.D　6.C　7.C　8.D
9.C　10.D　11.B　12.D　13.D　14.D

二、多选题

1.ABC　2.CD　3.ACE　4.CDE　5.ACDE　6.BC
7.BC　8.DE　9.AC　10.CE

三、名词解释

1. 医源性肾上腺皮质功能不全：长期应用糖皮质激素后，由于体内糖皮质激素超过正常水平，通过负反馈作用，使丘脑－垂体－肾上腺皮质系统抑制，垂体前叶 ACTH 分泌减少，因而内源性肾上腺皮质激素分泌功能减退，甚至肾上腺皮质萎缩。这时一旦停药，外源性糖皮质激素减少，而内源性肾上腺皮质激素又不能立即分泌补充，可出现肾上腺皮质功能不全。表现有恶心、呕吐、食欲不振、肌无力、低血糖、低血压等，称为医源性肾上腺皮质功能不全。

2. 反跳现象：长期用药因减量太快或突然停药所致原发病复发或加重的现象，称为反跳现象。
3. 停药症状：长期用药因减量太快或突然停药时有些病人出现一些原来疾病没有的症状，如肌痛、肌强直、关节痛、疲乏无力、情绪消沉，称为停药症状。
4. 肾上腺皮质功能亢进症：长期应用超生理剂量的糖皮质激素所致的肾上腺皮质功能亢进症状，表现为肌无力、肌萎缩、皮肤变薄、满月脸、向心性肥胖、痤疮、多毛、易感染、浮肿、高血压、糖尿等，称为类肾上腺皮质功能亢进征。
5. 替代疗法：外源性补给某种激素，以弥补机体原有内分泌腺由于病理改变或手术所致分泌功能减退，此疗法称之为替代疗法。

四、问答题

1. 糖皮质激素产生免疫作用主要通过以下几方面：①抑制巨噬细胞对抗原的吞噬和处理；②干扰淋巴细胞识别及阻断淋巴母细胞增殖；③加速淋巴细胞的破坏和解体，使血中淋巴细胞迅速减少；④干扰体液免疫，使抗体生成减少；⑤消除免疫反应所致的炎症反应。
2. 糖皮质激素的主要药理作用包括：①抗炎作用：能对抗各种原因引起的早期渗出性炎症，抑制炎症后期毛细血管和成纤维细胞增生，延缓肉芽组织生成，防止粘连和瘢痕形成，减轻后遗症；②免疫抑制作用；③抗毒作用：提高机体对细菌内毒素的耐受力，迅速退热并缓解毒血症状；④抗休克作用；⑤血液和造血系统：糖皮质激素能使红细胞和血红蛋白含量增加，血小板增多。
3. 糖皮质激素抗休克机制：①加强心肌收缩力，使心输出量增多；②降低血管对某些血管活性物质的敏感性，舒张痉挛血管，改善微循环；③稳定溶酶体膜，减少心肌抑制因子（MDF）的释放，防止蛋白水解酶的释放以及由 MDF 所致的心肌收缩无力及内脏血管收缩；④提高机体对细菌内毒素的耐受力，缓解由内毒素所致的高热等全身毒血症状。
4. 长期应用糖皮质激素所引起的代谢紊乱及其临床表现如下：
   (1) 糖代谢障碍：促进糖原异生，减慢葡萄糖分解，减少组织细胞的葡萄糖摄取和利用，加重或诱发糖尿病。
   (2) 蛋白质代谢障碍：促进蛋白质分解，抑制合成，造成负氮平衡，可使儿童生长减慢、肌肉萎缩无力，皮肤变薄、骨质疏松、淋巴组织萎缩及伤口愈合不良。
   (3) 脂肪代谢障碍：促进脂肪分解，抑制脂肪合成，使血中甘油与游离脂肪酸增高，脂肪分布异常，形成向心性肥胖。
   (4) 水盐代谢障碍：使肾小管 Na^+ 重吸收增加，K^+、H^+ 分泌增加，造成钠潴留、低血钾，进而导致高血压、水肿；促进肾脏钙磷排泄，减少肠内钙吸收，造成骨质脱钙。
5. 抗炎机制：①通过增加脂皮素合成抑制磷酯酶 A_2（PLA_2），使致炎活性物质如白三烯、前列腺素的生成减少；②抑制白细胞趋化；③抑制细胞因子如 IL_1 等的生成；④抑制一氧化氮合酶使 NO 生成减少；⑤稳定溶酶体膜，减少蛋白水解酶释放，减少细胞损伤；⑥抑制肉芽组织生成。

6. 主要不良反应包括：①类肾上腺皮质功能亢进征；②诱发加重溃疡；③诱发加重感染；④抑制或延缓儿童生长发育；⑤晶体后部包囊下白内障、青光眼；⑥欣快、失眠，诱发癫痫或精神失常；⑦延缓伤口愈合。

（马俊江）

第三十章　甲状腺素和抗甲状腺药

学习要点

甲状腺激素包括甲状腺素（T_4）和三碘甲状腺原氨酸（T_3）。常用的抗甲状腺药可分为四类：①硫脲类：有甲基硫氧嘧啶、丙基硫氧嘧啶。甲硫咪唑（他巴唑）和卡比马唑（甲亢平）；②碘和碘化物；③放射性碘；④β受体阻断剂。

（一）熟悉甲状腺素生理作用、应用和不良反应

1. 生理作用：（1）调控生长发育、促进蛋白质合成。（2）促进代谢、增加产热。（3）增加交感－肾上腺素系统的感受性。

2. 临床应用：呆小病、粘液性水肿、不典型或亚临床型甲状腺功能减退症、单纯性甲状腺肿。

3. 不良反应：过量可致心悸、手震颤、多汗、失眠，严重者伴有呕吐、腹泻、发热、体重减轻，诱发心绞痛或心律失常。

（二）掌握硫脲类作用、应用和不良反应

1. 药理作用：抑制甲状腺激素合成，对已合成的甲状腺素无影响，不影响其释放，亦无拮抗作用，待贮存的激素消耗到一定程度才能显效，故起效慢。

2. 临床应用：（1）甲状腺功能亢进症的内科治疗。（2）甲状腺手术前准备　术前先用硫脲类将甲状腺功能控制近正常，以减少麻醉和术后并发症，特别是减少甲亢危象产生。（3）甲亢危象的辅助治疗。

3. 不良反应：厌食、呕吐、腹痛、腹泻、皮疹、药热、白细胞减少、粒细胞缺乏等。

（三）了解碘和碘化物作用、应用和不良反应

1. 药理作用：小剂量碘可使甲状腺素合成增加。大剂量碘具有抗甲状腺作用，抑制甲状腺激素的释放，拮抗 TSH 的作用，抑制过氧化物酶，影响酪氨酸碘化、MIT 和 DIT 的缩合，从而影响甲状腺素的合成。大剂量碘剂使甲状腺体增生减少、腺体缩小，血管增生减轻，质地变韧，便于手术。

2. 临床应用：用于防治单纯性甲状腺肿、甲状腺危象、甲状腺术前准备。

3. 不良反应：咽喉部不适、呼吸道刺激、鼻窦和眼结膜炎症症状及唾液腺肿大，发热、皮疹、皮炎、血管神经性水肿、喉头水肿等过敏反应。

（四）了解放射性碘

1. 药理作用：^{131}Iβ射线对甲状腺有辐射损伤作用，增生组织对辐射作用更敏感，^{131}I起到类似手术部分作甲状腺的作用。γ射线可在体外测得，用作甲状腺摄碘功能测定。

2. 临床应用：用于测定甲状腺的摄碘功能，治疗甲状腺功能亢进。

测 试 题

一、单选题

1. 用于甲状腺手术前准备，可使腺体缩小变硬、血管减少而有利于手术进行的药物是（　　）
   A. 甲硫咪唑
   B. 甲基硫氧嘧啶
   C. ^{131}I
   D. 卡比马唑
   E. 碘化物
2. 甲亢术前准备正确给药方案应是（　　）
   A. 先给碘化物，术前 2 周再给硫脲类
   B. 只给硫脲类
   C. 只给碘化物
   D. 先给硫脲类，术前 2 周再给碘化物
   E. 两者都不给
3. 下列哪种情况慎用碘剂？（　　）
   A. 粒细胞缺乏
   B. 甲亢术前准备
   C. 甲状腺机能亢进危象
   D. 单纯性甲状腺肿
   E. 妊娠
4. 丙基硫氧嘧啶的作用机制是（　　）
   A. 抑制甲状腺激素的生物合成
   B. 抑制甲状腺摄取碘
   C. 抑制甲状腺素的释放
   D. 抑制 TSH 分泌
   E. 以上都不是
5. 宜选用大剂量碘剂治疗的疾病是（　　）
   A. 结节性甲状腺肿
   B. 粘液性水肿
   C. 甲状腺机能亢进
   D. 甲状腺危象
   E. 弥漫性甲状腺肿
6. 治疗粘液性水肿的药物是（　　）
   A. 丙基硫氧嘧啶
   B. 碘化钾
   C. 甲硫咪唑
   D. ^{131}I
   E. 甲状腺粉
7. 能造成唾液腺肿大不良反应的药物是（　　）
   A. 甲基硫氧嘧啶
   B. 碘化物
   C. 三碘甲状腺原氨酸
   D. 卡比马唑
   E. 普萘洛尔
8. 不能单独用于甲状腺机能亢进行内科治疗的药物是（　　）
   A. 甲基硫氧嘧啶
   B. 卡比马唑
   C. 甲硫咪唑
   D. ^{131}I
   E. 碘化物

二、多选题

1. 甲硫咪唑的主要不良反应是（　　）
   A. 诱发甲状腺功能亢进
   B. 水和电解质紊乱
   C. 过敏反应
   D. 粒细胞缺乏
   E. 心律失常
2. 甲状腺素可用于（　　）
   A. T_3 抑制试验
   B. 甲状腺危象
   C. 单纯性甲状腺肿
   D. 粘液性水肿
   E. 以上都不可
3. 大剂量碘剂的药理作用机制是（　　）
   A. 拮抗 TSH 的作用
   B. 损伤甲状腺组织
   C. 抑制酪氨酸碘化

D. 促进 MIT 和 DIT 缩合

E. 抑制甲状腺素合成

4. 下列易产生过敏反应的药物是（　　）

A. 甲状腺素钠

B. 甲硫咪唑

C. 碘剂

D. 普萘洛尔

E. 三碘甲状腺原氨酸

5. 甲状腺机能亢进用丙基硫氧嘧啶进行辅助治疗的药理依据（　　）

A. 拮抗 TSH

B. 抑制甲状腺素的释放

C. 抑制甲状腺素的合成

D. 拮抗甲状腺素的作用

E. 抑制 5' - 脱碘酶，使 T_4 向 T_3 转变减少

6. 可造成粒细胞减少的药物是（　　）

A. 三碘甲状腺原氨酸

B. 卡比马唑

C. 碘化钾

D. 甲基硫氧嘧啶

E. 甲硫咪唑

三、问答题

1. 抗甲状腺药有哪几类？各类有何临床应用？
2. 甲状腺危象可用何药处置？简述其理论依据。
4. 常用的硫脲类药有哪些？简述本类药物的作用机制及临床作用。

参考答案

一、单选题

1.E　2.D　3.E　4.A　5.D　6.E　7.B　8.E

二、多选题

1.CD　2.ACD　3.ACE　4.BC　5.CE　6.BDE

三、问答题

1. 抗甲状腺药有以下4类：①硫脲类：用于甲状腺功能亢进症的内科治疗、甲状腺手术前准备、甲亢危象的辅助治疗。②碘和碘化物：用于防治单纯性甲状腺肿、甲状腺危象、甲状腺手术前准备。③放射性碘：用于测定甲状腺的摄碘功能，治疗甲状腺功能亢进症。④β受体阻断剂：用于控制甲亢病人心动过速、出汗、震颤、焦虑等症状，甲亢术前准备。
2. 甲状腺危象可用碘化物治疗，大剂量碘具有抗甲状腺作用，抑制甲状腺素的释放，拮抗TSH的作用，抑制过氧化物酶，影响酪氨酸碘化及碘化酪氨酸的偶联，从而影响甲状腺激素的合成。用硫脲类进行辅助治疗，主要药理依据是硫脲类可抑制甲状腺素的合成。
4. 常用的硫脲类药有：丙基硫氧嘧啶、甲硫咪唑（他巴唑）。作用原理为抑制甲状腺激素合成。临床上常用于：①甲状腺机能亢进症的内科治疗；②甲状腺手术前准备；③危象的辅助治疗。

（马俊江）

第三十一章　降血糖药

学习要点

(一) 掌握胰岛素及其制剂的作用、应用和不良反应

胰岛素是由胰岛β细胞分泌。药用胰岛素多为从牛或猪等胰腺提取。短效类胰岛素有普通胰岛素和正规胰岛素；中效胰岛素有低精蛋白锌胰岛素和球蛋白锌胰岛素；长效胰岛素有精蛋白锌胰岛素。

1. 作用特点：

(1) 口服无效，短效类注射给药吸收快，作用维持时间短。

(2) 在胰岛素原上加入碱性蛋白锌，使其成为中效或长效制剂，吸收延缓，作用维持时间延长。

(3) 加入碱性蛋白制剂抗原性增加。

2. 药理作用：

(1) 加速葡萄糖的无氧酵解和氧化，促进糖原合成，抑制糖原分解和糖异生，增加葡萄糖的利用，降低血糖。

(2) 促进脂肪合成，抑制脂肪分解，使游离脂肪酸和酮体生成减少。

(3) 促进 K^+ 从细胞外流向细胞内。

(4) 促生长作用

3. 临床应用：用于幼年型糖尿病、重度糖尿病、轻中度糖尿病的应激情况、酮症酸中毒患者。

4. 不良反应：常见血糖过低、过敏反应、反应性高血糖、胰岛素抵抗性以及注射部位脂肪萎缩。

(二) 口服降血糖药

有磺酰脲类，包括有甲苯磺丁脲、氯磺丙脲、格列本脲、格列吡嗪和格列齐特。

1. 熟悉磺酰脲类的作用、应用和不良反应

(1) 药理作用：①促进胰β岛细胞释放胰岛素。②抑制胰岛α细胞释放胰高血糖素。③氯磺丙脲有抗利尿作用。

(2) 临床作用：用于成年后起病的轻、中型糖尿病。氯磺丙脲用于尿崩症。

(3) 不良反应：①胃肠道反应、过敏反应。②氯磺丙脲易发生肝损伤、白细胞及血小板减少。③致畸，孕妇忌用。

2. 了解二甲双胍的作用、应用和不良反应

(1) 药理作用：①促进组织对葡萄糖的吸收。②增加葡萄糖在肌肉组织的无氧酵解。③阻碍葡萄糖及其他营养物质在胃肠道的吸收。④拮抗胰高血糖素及其他升血糖物质的作用。

(2) 临床应用：①轻症糖尿病患者，特别是肥胖糖尿病患者。②和磺酰脲类或胰岛素合用，以减少磺酰脲类和胰岛素用量。

3. 不良反应：腹痛、腹泻等胃肠道反应，低血糖反应，乳酸性酸血症。

测 试 题

一、单选题

1. 下列有关胰岛素制剂的描述的错误项是（　）
   A. 正规胰岛素是短效的
   B. 精蛋白锌胰岛素是长效的
   C. 低精蛋白锌胰素是中效的
   D. 结晶锌胰岛素是短效的
   E. 以上都不对
2. 可发生乳酸血症的降血糖药是（　）
   A. 氯磺丙脲
   B. 胰岛素
   C. 甲苯磺丁脲
   D. 二甲双胍
   E. 格列本脲
3. 磺酰脲类降糖药的作用机制是（　）
   A. 提高胰岛 α 细胞功能
   B. 刺激胰岛 β 细胞释放胰岛素
   C. 加速胰岛素合成
   D. 抑制胰岛素降解
   E. 以上都不是
4. 有严重肝病的糖尿病人禁用的降血糖药是（　）
   A. 结晶锌胰岛素
   B. 氯磺丙脲
   C. 甲苯磺丁脲
   D. 格列本脲
   E. 以上都不对
5. 可用于尿崩症的降血糖药是（　）
   A. 格列本脲
   B. 精蛋白锌胰岛素
   C. 氯磺丙脲
   D. 甲苯磺丁脲
   E. 二甲双胍
6. 下列引起胰岛素抵抗性诱因的错误项是（　）
   A. 酮症酸中毒
   B. 并发感染
   C. 手术
   D. 严重创伤
   E. 以上都不是
7. 下述哪一种糖尿病不需首选胰岛素治疗（　）
   A. 合并严重感染的中度糖尿病
   B. 酮症
   C. 轻或中度糖尿病
   D. 妊娠期糖尿病
   E. 幼年重度糖尿病
8. 甲状腺机能亢进伴有中度糖尿病的患者宜选用（　）
   A. 二甲双胍
   B. 氯磺丙脲
   C. 精蛋白锌胰岛素
   D. 格列本脲
   E. 以上都不是
9. 能显著增加胰岛素降血糖作用的药物是（　）
   A. 呋塞米
   B. 氢化可的松
   C. 氢氯噻嗪
   D. 普萘洛尔
   E. 地塞米松

二、多选题

1. 氯磺丙脲可用于治疗（　）
   A. 轻度糖尿病
   B. 重度糖尿病
   C. 酮症酸中毒
   D. 尿崩症
   E. 有胰岛素抵抗的中度糖尿病

2. 有关胰岛素不良反应的正确描述是 ( )

A. 反应性高血糖

B. 凝血障碍

C. 乳酸血症

D. 注射部位脂肪萎缩

E. 胰岛素抵抗性

3. 胰岛素所具有的作用是 ( )

A. 促进葡萄糖的无氧酵解和氧化

B. 促进糖原异生

C. 促进 K^+ 从细胞内流向细胞外

D. 促进蛋白质合成

E. 促进糖原分解

4. 对胰岛素内源性分泌有抑制作用的药物是 ( )

A. 肾上腺素

B. 噻嗪类利尿药

C. 呋塞米

D. 格列本脲

E. 甲苯磺丁脲

5. 抑制胰岛细胞释放胰高血糖素的药物是 ( )

A. 甲苯磺丁脲

B. 二甲双胍

C. 格列本脲

D. 硫脲类

E. 低精蛋白锌胰岛素

6. 与磺酰脲类竞争蛋白结合使其作用增强的药物是 ( )

A. 磺胺类

B. 双香豆素

C. 普萘洛尔

D. 糖皮质激素

E. 保泰松

三、名词解释

1. 极化液
2. 胰岛素休克
3. 反应性高血糖

四、问答题

1. 胰岛素的主要生物学作用是什么？有何临床用途？
2. 简述磺酰脲类降血糖药的临床应用及其药量依据。
3. 简述胰岛素的主要不良反应。

参考答案

一、单选题

1.E 2.D 3.B 4.B 5.C 6.E 7.C 8.C 9.D

二、多选题

1.ADE 2.ADE 3.AD 4.BC 5.AC 6.ABE

三、名词解释

1. 极化液：将葡萄糖、胰岛糖和氯化钾三者合用，一般称之为 GIK 或极化液，可以促进细胞外钾流向细胞内，可防治心肌梗死后心律失常。
2. 胰岛素休克：一般为胰岛素过量，未按时按量进餐或运动过多造成血糖过低，产生的低血糖症状随血糖降低的程度和血糖下降速度的不同而不同，初期时出现饥饿感、精神不安，脉搏加快、瞳孔散大，面部表情异常，尔后出现焦虑、头晕、流汗、共济失调等症状。当血糖水平降至 40mg/dl 以下时，出现精神错乱、震颤、昏迷、惊厥等症状，称之为胰岛素休克。
3. 反应性高血糖：当胰岛素用量不当而发生轻度低血糖时虽无明显低血糖症状，却能引起调节机制的代偿反应，使生长激素、肾上腺素、胰高血糖素分泌增加，使血糖水平升高，称之为反应性高血糖。

四、问答题

1. 胰岛素的生物学作用：①加速葡萄糖的无氧酵解和有氧氧化，促进糖原合成，抑制糖原分解和糖异生；②增加脂肪合成，抑制脂肪分解；③促进蛋白质合成，抑制蛋白质分解；④促进 K^+ 向细胞内流动。

   临床主要用于治疗重度糖尿病及其严重并发症，如酮症酸中毒或高渗性糖尿病昏迷，或口服降血糖药无效的糖尿病患者，与葡萄糖、氯化钾联合用于纠正细胞内缺钾。
2. 磺酰脲类：用于胰岛功能未完全丧失的轻中度糖尿病患者，其理论依据是刺激部分尚完好的胰岛β细胞释放胰岛素，用于胰岛素抵抗性患者，刺激内源性胰岛素释放，并增强其作用。氯磺丙脲可用于尿崩症，因其能促进抗利尿激素分泌并增强抗利尿激素作用。
3. 胰岛素主要不良反应是：低血糖，反应性高血糖，过敏反应，胰岛素抵抗性（耐受性），注射局部脂肪萎缩。

（马俊江）

第三十二章　抗菌药概述

学 习 要 点

熟悉化疗是指对病原微生物、寄生虫等引起的感染性疾病和恶性肿瘤采用化学药物治疗的方法称之化疗，化疗指数是用药物对一组动物的半数致死量（LD_{50}）和治疗一组感染动物的半数有效量（ED_{50}）的比值，来评价化疗药物的安全范围，比值越大表明药物的安全性大。

了解在应用化疗药物时应注意机体、药物和病原体三者的关系，宜选用既有强大抗菌作用而对机体又较少产生不良反应的药物。

熟悉抗菌谱是指抗菌药物的抗菌范围，也是临床选药的基础。凡抗菌范围小，如对革兰阳性或阴性菌有抑制或杀灭作用的药物称为窄谱抗菌药，而抗菌范围广泛称为广谱抗菌药。抗菌活性是指药物抑制或杀灭病原微生物的能力。

熟悉耐药性（抗药性）是指在长期反复用药或滥用药过程中，病原体对药物敏感性降低或失效，需通过其他途径或更换抗菌药物来提高疗效，凡病原体对某个化疗药产生抗药性后，对其他化疗药物也产生同样抗药性时，则称之产生交叉抗药性。

测 试 题

一、多选题

1. 抗菌谱是指（　　）
   A. 抗菌药物的抗菌能力
   B. 抗菌药物的杀菌程度
   C. 抗菌药物的抗菌范围
   D. 临床选药的基础
   E. 抗菌药物的疗效
2. 化疗指数是指（　　）
   A. ED_{50}/LD_{50}
   B. LD_{50}/ED_{50}
   C. ED_5/LD_{95}
   D. LD_5/ED_{95}
   E. LD_{90}/ED_{10}

二、名词解释

1. 化疗药物
2. 耐药性（抗药性）

参考答案

一、多选题

1.CD　　2.BD

二、名词解释

1. 指用于防治病原体和寄生虫引起的感染性疾病及恶性肿瘤的药物。
2. 在长期反复用药过程中或滥用药后，产生某些病原体对药物敏感性降低，使一些化疗药物对病原体感染的疗效下降，甚至无效，需通过其他途径或更换其他抗菌药物来提高疗效，称之病原体对药物产生耐药性（抗药性）。

（肖顺贞）

第三十三章 抗生素

学习要点

抗生素是指某些微生物新陈代谢过程中产生的、具有抑制或杀灭其他微生物作用的物质。直接从微生物培养液中提取的抗生素称为天然抗生素，而保留天然抗生素的主要结构(母核)，人工改造侧链得到的新抗生素，称为半合成抗生素。按化学结构分类：(1) 主要作用于革兰阳性菌的抗生素有β-内酰胺类（如青霉素、头孢菌素），大环内酯类（如红霉素）及林可霉素类；(2) 主要作用于革兰阴性细菌的抗生素有氨基糖苷类（如链霉素、庆大霉素）及多粘菌素类；(3) 广谱抗生素有四环类和氯霉素类。

(一) β-内酰胺类

1. 青霉素类

熟悉青霉素G从青霉菌培养液中提取而得，是常用的天然抗生素，通过药物与细胞浆膜上的青霉素结合蛋白（PBPs）结合，影响细胞壁粘肽合成而产生杀菌作用。掌握本药水溶液不稳定，久置易致效价下降和诱发过敏，需临用时配制。青霉素G对G^+菌和G^-球菌、螺旋体等有效，对病毒无效，对白喉和破伤风需并用抗毒素。青霉素口服易被胃酸破坏，多注射给药。掌握本药毒性低，不良反应有 (1) 肌注疼痛，选其钠盐可减轻疼痛，(2) 过敏反应有药疹、休克等，过敏休克可选0.1%肾上腺素抢救，用药前要询问过敏史，并做皮试，3天以上未接触本药者或改用非同一批号药物者，要重新做青霉素皮试，(3) 大剂量应用血药浓度过高时，药物可通过血脑屏障而产生中枢神经系统刺激症状如头痛、惊厥等，故静滴青霉素时速度不可过快，宜选间歇静滴给药。临床广泛应用于各种球菌、G^+杆菌及螺旋体等敏感菌的感染，为流脑、梅毒、淋病首选药。

熟悉半合成青霉素临床常用药有 (1) 氨苄西林，抗菌谱广，对G^-杆菌、伤寒、副伤寒感染效好，但对绿脓杆菌无效，抗菌强度比青霉素G弱，与青霉素G有交叉耐药性和交叉过敏反应，(2) 阿莫西林（羟氨苄西林)，作用同氨苄西林，耐酸故口服吸收好；(3) 抗绿脓杆菌青霉素包括羧苄西林、哌拉西林等，抗菌谱广，对绿脓杆菌有较强的抗菌作用，但不耐酶，与青霉素G有交叉耐药性和交叉过敏反应。

2. 头孢菌素类（先锋霉素类）

掌握头孢菌素类抗菌谱广，通过抑制细菌细胞壁合成，产生杀菌作用，其分类第一代有头孢氨苄、头孢拉啶等，可以口服，肾毒性大，对G^+菌效更好，对绿脓杆菌无效，易产生耐药性。第二代有头孢孟多、头孢呋新（西力欣）等，抗菌谱更广，对均G^+、G^-有作用，对绿脓仍无效，分布在胆汁浓度较高，也较易通过血脑屏障，故可用于脑膜炎、胆道感染及敏感细菌感染，肾毒性比第一代轻，耐药性产生较少；第三代有头孢他定（复达欣)、头孢哌酮（先锋必)、头孢噻肟（倍司特克）等，耐药性产生慢，抗菌谱更广，对绿脓杆菌、厌氧菌有效。几无肾毒性，体内分布在胆汁浓度高。第三代头孢菌素多用于严重感染，如败血症、脑膜炎等。头孢他定抗绿脓杆菌作用最强，并易进入脑脊液。凡对青霉素有过敏史者用头孢菌素前需做皮试，皮试阴性者才可使用。

了解β－内酰胺酶抑制剂如舒巴坦（青霉烷砜）、克拉维酸（棒酸）等可抑制β－内酰胺酶（青霉素酶、头孢菌素酶）活性，保护青霉素类和头孢菌素类不被该酶水解，故与β－内酰胺类抗生素合用，可产生明显协同作用。氨曲南为单环β－内酰胺类抗生素，与青霉素无交叉过敏反应。

（二）大环内酯类：包括红霉素、交沙霉素、乙酰螺旋霉素、麦迪霉素、阿奇霉素和罗红霉素等，通过抑制细菌蛋白质合成产生抑菌作用。

掌握红霉素对G^+菌作用强，对某些G^-菌有效，对螺旋体、军团菌、支原体、立克次体均有效，在碱性环境中抗菌作用强，抗菌作用比青霉素弱，能对抗青霉素水解酶。口服易被胃酸破坏，故采用肠溶片，无味红霉素耐胃酸，口服吸收好，多用于儿科。熟悉红霉素体内分布广，胆汁浓度高，可用于胆道感染，临床还用于对青霉素过敏患者和敏感细菌感染，为军团菌肺炎和支原体肺炎首选药。红霉素易产生耐药性，停药数月后仍可恢复对细菌敏感性。不良反应多见胃肠道反应，宜饭后服药，静滴刺激性强，易引起静脉炎，对肝损害可引起GPT升高，肝肿大，黄疸等，需定期查肝功能，用药时间不宜过长。

（三）熟悉林可霉素（洁霉素）抗菌谱和作用机制同红霉素，分布易渗入骨组织中，故对敏感细菌引起的急慢性骨髓炎有效。不良反应有胃肠道反应，长期用药可引起伪膜性肠炎，过敏反应如皮疹、药热等，肝损害引起GPT升高、黄疸等，肝肾功能不良者慎用。孕妇、哺乳妇女、新生儿禁用。了解克林霉素（氯洁霉素）为林可霉素的半合成抗生素，抗菌作用更强，副作用减少。了解万古霉素对G^+作用强，通过抑制细菌细胞壁合成达到杀菌作用，不良反应多，临床较少用。

（四）氨基糖苷类：包括链霉素、庆大霉素、阿米卡星（丁胺卡那霉素）等。

掌握氨基糖苷类对G^-菌作用强，对某些G^+菌有效，对厌氧菌无效。碱性环境中抗菌作用增强。氨基糖苷类通过抑制细菌蛋白质合成多个环节而达到抑菌甚至杀菌作用，故对静止期细菌效果好，而β－内酰胺类抑制细菌细胞壁合成，对繁殖期细菌疗效好，两类药合用产生协同作用，但需注意两类药液不可混合在同一注射瓶或管内应用，会影响药效。本类药口服不吸收，多为注射给药，用于治疗敏感细菌感染。掌握不良反应有：(1) 耳毒性，如眩晕、平衡失调、耳鸣、耳聋，用药时间不宜过长，用药期间需密切观察反应。(2) 肾毒性对老人慎用，(3) 肌松作用，可用新斯的明或钙剂对抗。氨基糖苷类易产生耐药性。

熟悉链霉素多用粉针剂，水溶液不稳定，需临用时配制。链霉素抗菌谱广，为结核、鼠疫首选，对化脓性感染效差。50%～60%原形由肾排出，可用于泌尿系感染，尿液碱化可提高疗效。不良反应除耳毒性、肾毒性和肌松外，还可见注射本药30～60分钟后出现麻木感，在氨基糖苷类中以链霉素过敏休克发生率最高，故需做皮试后用药，并先问过敏史，抢救链霉素过敏休克用10%葡萄糖酸钙及0.1%肾上腺素，(3) 偶见白细胞下降和血小板下降。

熟悉庆大霉素抗菌谱广，对G^-菌作用强，对绿脓杆菌有特效，但对结核杆菌无效。水溶液稳定，不良反应：耳毒性先出现前庭支损害，表现眩晕、共济失调等，继之耳鸣、耳聋，肾损害多见，需定期查尿。偶有过敏休克发生。阿米卡星（丁胺卡那霉素）对绿脓杆菌有效，不易产生耐药性，可用于对庆大霉素耐药菌株的感染，不良反应较轻，多见耳毒性。

（五）多粘菌素类

属多肽类抗生素，了解临床常用多粘菌素E（粘菌素）和多粘菌素B，本类药仅对G^-杆菌有杀菌作用，对绿脓杆菌作用强。抗菌谱窄，毒性大，对肾和神经系统损害，静滴过快可致呼吸抑制等。现已少用，因与其他抗菌药无交叉耐药性，故在其他抗 G^- 菌药物产生耐药性时选用。

（六）四环素类

包括四环素、土霉素和多烯环素（强力霉素）等药物，通过抑制细菌蛋白质合成而产生抑菌作用。

掌握四环素类抗菌谱广，对 G^+ 菌、G^- 菌、立克次体、支原体、螺旋体等有效，但对绿脓杆菌、伤寒杆菌、结核杆菌无效。口服吸收不规则，易与多价金属离子络合而减少吸收。吸收后易分布和沉积于骨、牙釉质等组织内，多以原形由肾排出。不良反应有：(1) 胃肠道反应：宜饭后服药，(2) 二重感染，即指在长期大量用广谱抗菌药过程中，使体内多数敏感细菌被抑制，而不敏感细菌得以大量繁殖，引起新的感染，故注意用药时间不宜太长，(3) 对骨及牙齿染黄和发育有影响，因此孕妇、乳母及 7 岁以下儿童禁用，(4) 长期应用，可引起肝、肾损害及皮肤过敏，应定期查肝肾功能。熟悉本类药临床用于 G^+ 菌、G^- 菌感染有效，对立克次体引起的斑疹伤寒、支原体肺炎、布氏杆菌感染为首选。掌握多西环素（强力霉素）为天然四环素的半合成品，比天然四环素作用强，无交叉抗药性，口服吸收不受多价离子影响，$t_{1/2}$长，一日服药 1 - 2 次即可。多见胃肠道反应，宜饭后服药。

（七）氯霉素

为广谱抗生素，对伤寒杆菌、副伤寒和立克次体等有特效，了解本药通过抑制细菌蛋白质合成达到强抑菌作用。耐药性产生慢，多用口服或静滴，在脑脊液中浓度高，熟悉不良反应：(1) 骨髓抑制明显，用药期间应定期查血象，临床应严格控制使用。(2) 灰婴综合征，多发生在早产儿及新生儿，因其肝药酶代谢系统尚未发育完善，用药后致氯霉素蓄积中毒，成人肝功能极差者，应用氯霉素后，也可引起蓄积中毒。(3) 神经系统反应，可引起视神经炎、视力障碍甚至精神症状等。其他有胃肠道反应、二重感染、肝药酶抑制等。本类药为伤寒、副伤寒病首选药。

测 试 题

一、单选题

1. 半合成抗生素是（　　）
   A. 与天然抗生素作用完全不同
   B. 与天然抗生素结构完全不同
   C. 保留天然抗生素结构改造侧链所得
   D. 保留天然抗生素主要结构改造侧链所得
   E. 保留天然抗生素优点，改进其缺点

2. 与青霉素 G 比较，氨苄西林的抗菌谱特点是（　　）
   A. 窄谱
   B. 广谱
   C. 对绿脓杆菌有效
   D. 无交叉耐药性
   E. 相同

3. 青霉素 G 属杀菌剂是由于（　　）
   A. 影响细菌蛋白质合成
   B. 抑制核酸合成
   C. 抑制细菌细胞壁粘肽合成
   D. 抑制核酸合成
   E. 影响细菌叶酸摄取

4. 下列治疗绿脓杆菌感染有效药物是（　　）
   A. 头孢氨苄
   B. 青霉素 G
   C. 羟氨苄西林

D. 羧苄西林
E. 头孢呋新

5. 临床治疗暴发型流脑应首选药物是（　　）
A. 磺胺嘧啶
B. 青霉素 G
C. 头孢氨苄
D. 头孢呋新
E. 复方新诺明

6. 抢救青霉素过敏性休克首选药是（　　）
A. 肾上腺素
B. 去甲肾上腺素
C. 肾上腺皮质激素
D. 抗组胺药
E. 多巴胺

7. 肾功能不良的伤寒患者可选用（　　）
A. 氯霉素
B. 氨苄西林
C. 头孢拉啶
D. 红霉素
E. 四环素

8. 青霉素类抗生素的共同特点是（　　）
A. 细菌易耐药
B. 抗菌谱窄
C. 对 G^- 杆菌感染有效
D. 为杀菌剂
E. 交叉耐药性

9. 肾功能不良者禁用下列的药物是（　　）
A. 青霉素 G
B. 广谱青霉素
C. 第一代头孢菌素
D. 第三代头孢菌素
E. 红霉素

10. 抗绿脓杆菌作用最强的头孢菌素是（　　）
A. 头孢氨苄
B. 头孢孟多
C. 头孢呋新
D. 头孢他定
E. 头孢哌酮

11. 属单环 β－内酰胺类药物是（　　）
A. 头孢他定
B. 氨曲南
C. 头孢噻肟
D. 克拉维酸
E. 哌拉西林

12. 治疗胆道感染可选用（　　）
A. 红霉素
B. 林可霉素
C. 克林霉素
D. 庆大霉素
E. 氯霉素

13. 金黄色葡萄球菌引起的急慢性骨髓炎下列最佳治疗药是（　　）
A. 红霉素
B. 庆大霉素
C. 青霉素
D. 螺旋霉素
E. 林可霉素

14. 红霉素对下列细菌感染首选是（　　）
A. 大肠杆菌
B. 砂眼衣原体
C. 军团菌
D. 变形杆菌
E. 痢疾杆菌

15. 下列对支原体肺炎首选药物是（　　）
A. 红霉素
B. 异烟肼
C. 吡哌酸
D. 对氨水杨酸
E. 呋喃唑酮

16. 红霉素和林可霉素合用可（　　）
A. 扩大抗菌谱
B. 降低毒性
C. 竞争同一作用部位相互对抗
D. 降低细菌耐药性
E. 增强抗菌活性

17. 下列对氨基糖苷类抗生素无效的细菌是（　　）
A. 厌氧菌

B. 绿脓杆菌

C. G^+菌

D. G^-菌

E. 结核杆菌

18. 过敏性休克发生率最高的氨基糖苷类抗生素是（　　）

A. 庆大霉素

B. 妥布霉素

C. 新霉素

D. 阿米卡星

E. 链霉素

19. 患绿脓杆菌感染的肾功能不良病人可选用（　　）

A. 多粘菌素 E

B. 氨苄青霉素

C. 庆大霉素

D. 羧苄青霉素

E. 林可霉素

20. 庆大霉素与速尿合用时易引起（　　）

A. 抗菌作用增强

B. 肾毒性减轻

C. 耳毒性加重

D. 利尿作用增强

E. 肾毒性加重

21. 鼠疫首选药物是（　　）

A. 庆大霉素

B. 链霉素

C. 林可霉素

D. 红霉素

E. 磺胺嘧啶

22. 氨基糖苷类用于治疗泌尿系感染是由于（　　）

A. 对尿道感染常见致病菌敏感

B. 大量原形由肾排出

C. 使肾皮质激素分泌增加

D. 对肾毒性低

E. 尿碱化可提高疗效

23. 下列可引起幼儿牙釉质发育不良并黄染的药物是（　　）

A. 红霉素

B. 四环素

C. 青霉素

D. 林可霉素

E. 多粘菌素 E

24. 应用氯霉素时要注意定期检查（　　）

A. 血常规

B. 肝功能

C. 肾功能

D. 尿常规

E. 心电图

25. 多西环素的特点是（　　）

A. 比四环素弱

B. $t_{1/2}$较长

C. $t_{1/2}$短

D. 不良反应多

E. 口服吸收少而不规则

26. 链霉素口服后分布在下列何处浓度高（　　）

A. 肠道

B. 胆汁

C. 前列腺

D. 唾液腺

E. 细胞外液

27. 四环素口服吸收后分布于下列何处浓度比血液高（　　）

A. 脑脊液

B. 胆汁

C. 前列腺

D. 唾液腺

E. 细胞外液

二、多选题

1. 青霉素 G 水溶液不稳定，久置可引起（　　）

A. 药效下降

B. 中枢不良反应

C. 易诱发过敏反应

D. 肝损害

E. 沉淀

2. β－内酰胺类抗生素包括（　　）
A. 多粘菌素类
B. 青霉素类
C. 头孢菌素类
D. 大环内酯类
E. 林可霉素类
3. 防治青霉素G过敏反应的措施是（　　）
A. 询问病史
B. 皮肤过敏试验
C. 先用肾上腺皮质激素
D. 改用其他半合成青霉素
E. 出现过敏性休克首选肾上腺素抢救
4. 第三代头孢菌素的特点是（　　）
A. 广谱，对绿脓杆菌和厌氧菌有效
B. 对G^-菌抗菌力比第一、第二代更强
C. 对肾脏几无毒性
D. 耐药性产生慢
E. 抗菌力小于第一、二代
5. 流脑应首选下列药物是（　　）
A. 甲氧苄啶（TMP）
B. 磺胺嘧啶
C. 青霉素
D. 复方新诺明（SMZco）
E. 多粘菌素
6. 青霉素G的主要缺点是（　　）
A. 抗菌谱广
B. 抗菌谱窄
C. 不能口服
D. 易产生耐药性
E. 对肾脏毒性大
7. 红霉素主要不良反应有（　　）
A. 胃肠道反应
B. 过敏反应
C. 肝损害
D. 肾损害
E. 静滴刺激性强
8. 下列禁用四环素的情况是（　　）
A. 孕妇
B. 妇女月经期
C. 哺乳妇女
D. 新生儿
E. 青年期
9. 支原体肺炎患者可选用下列药物是（　　）
A. 氯霉素
B. 红霉素
C. 四环素
D. 青霉素
E. 磺胺嘧啶
10. 常见多粘菌素不良反应为（　　）
A. 致肾损害
B. 致神经系统毒性
C. 静滴过快致呼吸抑制
D. 致肝损害
E. 骨髓抑制
11. 阿米卡星（丁胺卡那霉素）的作用特点是（　　）
A. 不易产生耐药性
B. 广谱和对绿脓杆菌有效
C. 毒性低
D. 肾毒性大
E. 可口服
12. 下列可引起过敏休克的抗生素是（　　）
A. 青霉素G
B. 阿米卡星
C. 红霉素
D. 链霉素
E. 庆大霉素
13. 下列可引起二重感染的药物是（　　）
A. 四环素
B. 红霉素
C. 氯霉素
D. 螺旋霉素
E. 青霉素
14. 下列何药可用于治疗立克次体引起的斑疹伤寒（　　）
A. 氯霉素
B. 磺胺嘧啶
C. 红霉素

D. 四环素
E. 青霉素

15. 四环素类药物体内过程特点是（　　）
A. 口服吸收不规则
B. 易与多价金属离子络合减少吸收
C. 易透过血脑屏障
D. 易沉积于骨、牙釉质等组织
E. 分布于胆汁浓度高于血液

16. 四环素类的不良反应有（　　）
A. 胃肠道反应
B. 神经系统毒性反应
C. 二重感染
D. 骨髓抑制
E. 影响骨及牙的发育

三、名词解释

1. 天然抗生素
2. 半合成抗生素
3. 二重感染
4. 灰婴综合征

四、问答题

1. 简述β-内酰胺类药物的分类及其作用机制。
2. 简述青霉素G的不良反应和防治措施。
3. 简述头孢菌素类药物的分类，每类各举一药并简述其作用特点。
4. 简述红霉素的主要不良反应及禁忌证。
5. 简述林可霉素的不良反应及禁忌证。
6. 庆大霉素和羧苄青霉素合用产生协同作用的意义和药理学基础是什么?
7. 试述庆大霉素的抗菌谱特点和不良反应。
8. 四环素类药物的不良反应及其预防措施有哪些?
9. 简述氯霉素的不良反应。

参考答案

一、单选题

1.D	2.B	3.C	4.D	5.B	6.A	7.B	8.D
9.C	10.D	11.B	12.A	13.E	14.C	15.A	16.C
17.A	18.E	19.D	20.C	21.B	22.B	23.B	24.A
25.B	26.A	27.B					

二、多选题

1.AC	2.BC	3.ABE	4.ABCDE	5.BC	6.BCD	7.ACE
8.ACD	9.BC	10.ABC	11.ABC	12.ADE	13.AC	14.AD
15.ABDE	16.ACE					

三、名词解释

1. 指从某些微生物新陈代谢产物中提取的，具有抑制或杀灭其他微生物作用的化学物质。
2. 是保留天然抗生素的主要结构（母核），人工改造侧链所得的新产品。
3. 在应用广谱抗菌药物过程中，因长期大量用药，使体内敏感细菌被抑制，而不敏感细菌得以繁殖，引起新的感染称之为二重感染或菌群交替症。
4. 由于新生儿、早产儿肝药酶系统尚不完善，使氯霉素在肝内代谢减慢，造成氯霉素体内蓄积引起中毒症状，出现循环衰竭、血压下降、呼吸困难、面色苍白、紫绀等，称之灰婴综合征。死亡率高，严重肝功能不良的成人患者，用氯霉素也能引起类似的蓄积中毒症状。

四、问答题

1. β-内酰胺类药物包括青霉素类和头孢菌素类。作用机制为：①通过抑制细菌转肽酶而阻碍粘肽合成，从而影响细菌细胞壁合成。②药物与细菌胞浆膜上青霉素结合蛋白（PBPS）结合而致细菌变形死亡。
2. 青霉素G的不良反应：①肌注疼痛，用青霉素G钠盐可减轻。②过敏反应：表现皮疹、血清反应、休克等，用药前先问过敏史，必须皮试阴性才可注射，凡3天内未用过青霉素类药物需重新做皮试，换用不同批号青霉素也需重做皮试。发生过敏反应应立即停药，过敏休克首选肾上腺素抢救。③静滴过快或剂量大、血药浓度过高可引起中枢反应如头痛、惊厥等，故静滴速度不宜过快，应选用间歇滴注。
3. 常用头孢菌素类可分三代。第一代如头孢氨苄（先锋4号），可口服，抗菌谱以革兰阳性菌为主，抗菌作用较弱，易产生耐药性，肾毒性大；第二代如头孢呋新，抗菌谱对革兰阳性菌、革兰阴性菌均有效，但对绿脓杆菌无效，抗菌作用增强，耐药性产生较慢，肾毒性减小；第三代如头孢哌酮（先锋必），抗菌谱广，对革兰阳性菌、革兰阴性菌、绿脓杆菌和厌氧菌等均有效，抗菌作用强，耐药性产生更慢，几乎无肾毒性。
4. 红霉素不良反应主要有：①胃肠道反应：表现恶心、呕吐、厌食等，宜饭后服用。②静脉滴注易引起静脉炎，因本品刺激性强，故静滴时间不宜过长，并注意避免药液外漏。③肝损害：可引起GPT升高、黄疸等，用药期间应定期查肝功能。
5. 林可霉素的不良反应主要有：①胃肠道反应：如恶心、呕吐、舌炎，长期应用可引起伪膜性肠炎。②过敏反应，如皮疹、药热等。③肝损害：致GPT升高、黄疸等。偶见骨髓抑制。孕妇、哺乳妇女、新生儿禁用，肝肾功能不良者慎用。
6. 氨基糖苷类和β-内酰胺类合用产生协同作用。氨基糖苷类主要对革兰阴性菌作用强，而β-内酰胺类对革兰阳性菌作用强，两类药物合用，可使抗菌谱扩大，抗菌作用增强。另氨基糖苷类通过抑制细菌蛋白质合成，可对静止期细菌产生强抑制甚至杀菌作用，而β-内酰胺类通过抑制细菌细胞壁合成达到杀菌作用，故对繁殖期细菌效果好。两类药物合用对各期细菌均有强大杀菌作用，明显提高疗效。需注意两药不可混合在同一注射管或瓶内给药，否则会影响药效。
7. 庆大霉素对革兰阴性菌作用强，对某些革兰阳性菌有效，对绿脓杆菌有效，而对结核菌无效。庆大霉素肾毒性多见，故用药期间应定期查尿；耳毒性先出现前庭支受损，表现眩晕，平衡失调等，应及时停药；本品偶有过敏性休克发生。

8. 四环素类的不良反应有：①胃肠道反应如厌食、恶心、呕吐等，宜饭后服药。②二重感染（菌群交替症），注意用药时间不宜过长。③对骨及牙齿的发育有影响，故孕妇、乳母及7岁以下儿童禁用。④长期应用会引起肝、肾损害，需定期检查肝、肾功能。⑤可引起各种皮肤过敏反应如皮疹、药热。

9. 氯霉素的不良反应有：①骨髓抑制：多在用药后5~7天后发生，可使白细胞及血小板减少，明显贫血，甚至引起再障性贫血，用药期间须定期查血象。由于骨髓抑制严重，临床少用。②灰婴综合征：多发生在早产儿、新生儿。由于氯霉素在体内蓄积中毒而引起循环衰竭、呼吸抑制、紫绀和皮肤苍白等中毒症状。③神经系统反应：本品可致视神经炎、视力障碍，甚至精神症状等。④胃肠道反应。⑤二重感染。⑥氯霉素有肝药酶抑制作用等。

（肖顺贞）

第三十四章　氟喹诺酮类、磺胺类及其他人工合成抗菌药

学 习 要 点

（一）掌握氟喹诺酮类

临床常用氟喹诺酮类如诺氟沙星、氧氟沙星、依诺沙星和环丙沙星等，以环丙沙星作用最强。其机制是抑制细菌DNA回旋酶而影响DNA合成。本类药物的特点：1. 抗菌谱广且抗菌作用强。2. 治疗泌尿系统、肠道感染疗效好。3. 多数制剂可口服，使用方便。

（二）磺胺药

了解磺胺药根据其肠道吸收和临床应用情况可分为全身感染用药（磺胺嘧啶、磺胺甲噁唑）、肠道感染用药（柳氮磺吡啶）和外用药（磺胺嘧啶银、磺胺米隆、磺胺醋酰钠）。熟悉磺胺药的抗菌谱较广，其基本结构与对氨苯甲酸（PABA）相似，可与细菌体内PABA竞争二氢叶酸合成酶，妨碍二氢叶酸的合成，最终影响细菌核酸和蛋白质的合成而达抑菌作用。磺胺药可用于治疗各种敏感菌的感染，对立克次体和病毒无效，掌握其不良反应和防治措施，对本类药有过敏史者禁用。

了解常用药物有：

1. 磺胺嘧啶（SD）　在脑脊液中浓度高，为临床治疗流脑的首选药。

2. 磺胺甲噁唑（SMZ）　临床多用其复方制剂（复方新诺明）治疗呼吸、泌尿系统等感染。

3. 磺胺嘧啶银（SD－Ag）　为外用药，对绿脓杆菌有效，临床用于烧伤和烫伤创面感染的治疗。

4. 磺胺醋酰钠（SA）　为眼科用药，临床用于细菌性结膜炎、角膜炎和砂眼的治疗。

（三）甲氧苄啶（TMP）

熟悉抗菌谱与磺胺药相似，通过抑制二氢叶酸还原酶达抑菌作用，TMP与SMZ合用使叶酸代谢受双重阻断，甚至可达杀菌效果；不良反应主要有胃肠道反应，长期使用可有白细胞减少和血小板减少，可致畸，孕妇及肝肾功能不良者慎用。

（四）硝基呋喃类

了解呋喃妥因、呋喃唑酮的作用和应用。

测 试 题

一、单选题

1. 适用于烧伤创面绿脓杆菌感染的药物是（　　）

A. 磺胺醋酰钠

B. 磺胺嘧啶银

C. 磺胺甲噁唑

D. 磺胺嘧啶
E. 复方新诺明

2. 减轻磺胺药对泌尿系统的不良反应，增加磺胺药的溶解度，常合用（　）
A. 氧化镁
B. 氢氧化铝
C. 碳酸钙
D. 碳酸氢钠
E. 氯化钾

3. 磺胺类药物的作用机制是与细菌竞争（　）
A. 二氢叶酸合成酶
B. 二氢叶酸还原酶
C. 四氢叶酸
D. 谷氨酸
E. 四氢叶酸还原酶

4. 预防磺胺药发生泌尿系统损害采用措施是（　）
A. 与利尿药同服
B. 酸化尿液
C. 大剂量短疗程用药
D. 小剂量间歇用药
E. 多饮水

5. 甲氧苄啶的作用机制是（　）
A. 与细菌竞争二氢叶酸合成酶
B. 抑制细菌 DNA 合成酶
C. 抑制细菌二氢叶酸还原酶
D. 与细菌竞争一碳单位转移酶
E. 阻碍细菌的细胞壁的合成

6. 氟喹诺酮类药物最适用于（　）
A. 流行性脑脊髓膜炎
B. 骨关节感染
C. 泌尿系统感染
D. 皮肤疖、痈等
E. 病毒性流感

7. 下列对磺胺药叙述错误项的是（　）
A. 抑制细菌二氢叶酸合成酶
B. 首剂加倍
C. PABA 能对抗其作用
D. 是较好的杀菌剂
E. 与 TMP 合用可增加疗效

二、多选题

1. 下列对磺胺药的叙述哪些项是正确的（　）
A. 广谱抑菌
B. 不易产生过敏
C. 局部感染应清创排脓
D. 与 TMP 合用疗效增强
E. 服药期间多饮水

2. 治疗流脑首选磺胺嘧啶是因为（　）
A. 对脑膜炎双球菌作用强
B. 易进入脑脊液
C. 不易产生耐药性
D. 与血浆蛋白结合率高
E. 作用时间长

3. 喹诺酮类药物适用于治疗（　）
A. 泌尿系统感染
B. 呼吸道感染
C. 肠道感染
D. 前列腺炎
E. 淋病

4. 磺胺药对泌尿系统不良反应的防治措施是（　）
A. 多饮水
B. 同服等量碳酸氢钠
C. 长期服用时定期作尿液检查
D. 加服利尿药
E. 服等量的三硅酸镁

5. 磺胺药在下述哪些情况抗菌作用减弱（　）
A. 应用普鲁卡因
B. 应用利多卡因
C. 伴有脓汁和坏死组织
D. 同服碳酸氢钠
E. 同服酵母和维生素 B_2

6. 磺胺药的主要不良反应有（　）
A. 泌尿系统损害
B. 过敏反应

C. 可致畸胎

D. 造血系统反应

E. 长期用药可有齿龈增生

7. 尿中浓度高，可用于治疗泌尿系统感染的药物有（　）

A. TMP

B. 呋喃唑酮

C. 诺氟沙星

D. 环丙沙星

E. 柳氮磺吡啶

8. 合用 TMP 可增强抗菌作用的药物有（　）

A. SMZ

B. 甲苯磺丁脲

C. SD

D. 庆大霉素

E. 博来霉素

三、简答题

1. 叙述磺胺类药物的作用机制。
2. 简述磺胺类药的不良反应和防治措施。
3. 说明 SMZ 与 TMP 合用的药理学基础。
4. 喹诺酮类药物的主要特点有哪些?

参 考 答 案

一、单选题

1.B　2.D　3.A　4.E　5.C　6.C　7.D

二、多选题

1.ACDE　2.AB　3.ABCDE　4.ABC　5.AC　6.ABCD　7.CD　8.ACD

三、简答题

1. 对磺胺药敏感的细菌不能利用环境中的叶酸，需要菌体内通过对氨苯甲酸等物质在二氢叶酸合成酶的催化下，合成二氢叶酸；磺胺药的基本化学结构与对氨苯甲酸（PABA）相似，可与细菌体内对氨苯甲酸竞争二氢叶酸合成酶，阻碍二氢叶酸的合成，影响细菌核酸和蛋白质的合成，从而抑制细菌的生长繁殖。
2. 泌尿系统损害：多饮水并同服碳酸氢钠，用药 5～7 天后应定期查尿，发现结晶尿或血尿应立即停药；过敏反应：服药前询问病史；造血系统反应：用药期间定期查血象，发现不良反应及时停药；高空作业及操纵机器者慎用；胃肠道反应：宜饭前服药。
3. 两药合用可使细菌的叶酸代谢受到双重阻断，且两药的半衰期相近，抗菌谱相似，从而抗菌作用增强，并可达杀菌作用。
4. 抗菌谱广，对革兰阳性作用强、对阴性菌及绿脓杆菌有效。在体内分布广，可用于泌尿系统感染、肠道感染、呼吸道感染等。细菌对本类药较少产生耐药性，多数制剂可口服，用药方便。

（郭　维）

第三十五章　抗真菌药和抗病毒药

学习要点

（一）抗真菌药

熟悉真菌感染可分为两类：（1）浅部感染：主要由各种癣菌侵犯皮肤、毛发、指（趾）甲等引起。治疗的药物有：灰黄霉素、制霉菌素、伊曲康唑及局部应用的克霉唑和咪康唑；（2）深部感染：主要由白色念珠菌和新型隐球菌引起的深部组织及内脏器官感染，治疗药物有：两性霉素 B、酮康唑、氟康唑、咪康唑和 5－氟胞嘧啶。

常用药物：

1. 两性霉素 B　熟悉本药作用特点为抗真菌谱广，是目前治疗深部真菌感染的首选药。熟悉其临床应用。本药不良反应有：（1）肾损害：一般于停药后可恢复；（2）低血钾症：需补给氯化钾；（3）肝损害和贫血；（4）注射部位易发生血栓性静脉炎，应经常更换注射部位；（5）心律失常；（6）过敏反应和静滴过程或以后可发生寒战、高热、恶心、呕吐等，可于静滴前半小时给病人服用解热镇痛药和抗组胺药，滴注液中加生理量的氢化可的松或地塞米松。了解两性霉素 B 的体内过程特点。

2. 灰黄霉素　了解本药作用特点为抗真菌谱较窄，对各种浅部真菌有抑制作用，但对深部真菌和细菌无效。熟悉本药不良反应和防治措施有：（1）胃肠道反应：恶心、呕吐等；（2）神经系统反应及其他：嗜睡、眩晕等，偶见白细胞减少，与青霉素可能有交叉过敏。了解灰黄霉素的体内过程特点。

3. 制霉菌素　了解本药作用特点为抗真菌谱与两性霉素 B 相似。熟悉其临床应用和不良反应有：（1）胃肠道反应；（2）局部应用可能引起过敏性接触性皮炎；（3）个别患者阴道应用后可引起白带增多。

4. 酮康唑　熟悉本药作用特点为抗真菌谱广。脑脊液浓度低。胃液酸度有利于本品的吸收。不良反应有：（1）胃肠道反应；（2）肝损害；（3）影响雄激素、皮质激素等代谢。

5. 咪康唑　熟悉本药作用特点为抗菌谱广。不易透过血脑屏障，中枢神经系统的真菌感染须鞘内给药。毒性较大，须住院治疗。不良反应有：（1）胃肠道反应；（2）肝损害；（3）损害血液及中枢神经系统；（4）其他：静脉注射过程中能发生寒战、高热、过敏反应等，也可出现血栓性静脉炎。

（二）抗病毒药

了解抗病毒药分为：（1）广谱抗病毒药：包括利巴韦林和吗啉胍；（2）窄谱抗病毒药：包括阿昔洛韦、金刚烷胺、碘苷和阿糖腺苷。

1. 阿昔洛韦　又称无环鸟苷。本药作用特点为抗病毒谱较窄，对Ⅰ型和Ⅱ型单纯疱疹病毒作用最强，对带状疱疹病毒及乙型肝炎病毒也有一定抑制作用。

2. 利巴韦林　又称病毒唑。本药作用特点为广谱抗病毒药，既抗 DNA 病毒，也抗 RNA 病毒。临床用于防治甲、乙型流感病毒引起的流感、腺病毒肺炎、甲型肝炎、疱疹及麻疹。

熟悉其不良反应。

3. 金刚烷胺　本药主要用于亚洲甲－Ⅱ型流感病毒感染的预防和早期治疗。

测 试 题

一、单选题

1. 灰黄霉素主要用于下列哪种真菌感染（　）
A. 头癣
B. 隐球菌病
C. 真菌性脑膜炎
D. 皮炎芽生菌感染
E. 皮肤粘膜金葡菌感染

2. 对灰黄霉素药理特点的叙述哪一项不正确（　）
A. 抑制各种皮肤癣菌
B. 外用无效
C. 脂肪饮食促进吸收
D. 对深部真菌有抑制作用
E. 与巴比妥类合用疗效减弱

3. 治疗深部真菌感染的首选药是（　）
A. 灰黄霉素
B. 制霉菌素
C. 两性霉素 B
D. 酮康唑
E. 克霉唑

4. 下列可用于治疗肠道念珠菌感染的药物是（　）
A. 灰黄霉素
B. 两性霉素 B
C. 酮康唑
D. 克霉唑
E. 制霉菌素

5. 下列可用于治疗单纯疱疹性角膜炎的药物是（　）
A. 阿昔洛韦
B. 吗啉胍
C. 利巴韦林
D. 金刚烷胺
E. 阿糖腺苷

6. 主要用于防治甲型流感病毒感染的药物是（　）
A. 阿昔洛韦
B. 金刚烷胺
C. 利巴韦林
D. 吗啉胍
E. 阿糖腺苷

7. 用于治疗单纯性疱疹脑炎的药物是（　）
A. 阿昔洛韦
B. 金刚烷胺
C. 阿糖腺苷
D. 利巴韦林
E. 吗啉胍

二、多选题

1. 可用于浅部和深部真菌感染的药物是（　）
A. 灰黄霉素
B. 咪康唑
C. 两性霉素 B
D. 酮康唑
E. 制霉菌素

2. 对两性霉素 B 的正确叙述是（　）
A. 抗真菌谱广
B. 常见肾损害
C. 不宜与抗酸药同服
D. 抗真菌谱窄
E. 需静脉滴注给药

3. 对酮康唑的正确叙述是（　）
A. 抗真菌谱广
B. 常见肾损害

C. 不宜与抗酸药同服
D. 抗真菌谱窄
E. 需静脉滴注给药

4. 对阿昔洛韦的正确叙述是（　　）
A. 抗病毒谱广
B. 对 RNA 病毒无效
C. 对 DNA 病毒无效
D. 可用于流感
E. 抗病毒谱窄

5. 对利巴韦林的正确叙述是（　　）
A. 抗病毒谱广
B. 对 RNA 病毒无效
C. 对 DNA 病毒无效
D. 可用于流感
E. 抗病毒谱窄

6. 使用两性霉素 B 时须注意的事项有哪些（　　）
A. 应避光密闭于冰箱中
B. 不能用生理盐水稀释
C. 常见胃肠道反应
D. 静脉给药时发生高热
E. 全身给药时须住院

7. 使用咪康唑时须注意的事项有哪些（　　）
A. 应避光密闭于冰箱中
B. 不能用生理盐水稀释
C. 常见胃肠道反应
D. 静脉给药时发生高热
E. 全身给药时须住院

三、名词解释

1. 浅部真菌感染　　2. 深部真菌感染

参考答案

一、单选题

1. A　2. D　3. C　4. E　5. A　6. B　7. A

二、多选题

1. BD　2. ABE　3. AC　4. BE　5. AD　6. ABD　7. CDE

三、名词解释

1. 由各种癣菌侵犯皮肤、毛发、指(趾)甲等处引起的感染。如头癣、足癣、股癣、体癣和指（趾）甲癣等。
2. 由深部真菌如新型隐球菌、白色念珠菌等引起的深部组织及内脏器官感染。

（杨燕琼）

第三十六章　抗结核病药和抗麻风病药

学习要点

（一）抗结核病药

掌握本类药物按抗菌作用强弱分为：第一线抗结核病药（包括药物异烟肼、利福平、利福定、乙胺丁醇和链霉素）和第二线抗结核病药（包括药物对氨水杨酸、吡嗪酰胺、乙硫异烟胺、卷曲霉素和环丝氨酸）。

常用药物有：

1. 异烟肼　又称雷米封（INH）。掌握本药作用特点为疗效好，副作用少，价格低廉，可口服，是抗结核病的首选药。单用易产生抗药性。不良反应和防治措施：（1）神经毒性反应：肢体麻木、疼痛，甚至可诱发癫痫和精神病，故癫痫及精神病患者慎用，服用较大剂量时应加服维生素 B_6；（2）肝脏毒性，定期查肝功能，有肝功能不良者应慎用。了解 INH 的体内过程特点和用法。

2. 利福平　又称甲哌利福霉素。本药作用特点为抗菌谱广。抗结核作用与 INH 相近，而较链霉素强。单用结核杆菌易产生抗药性。熟悉本药不良反应和防治措施：（1）胃肠道反应：引起恶心、呕吐、腹疼，一般不严重；（2）过敏反应：出现时应停药；（3）肝损害：转氨酶升高，甚至发生黄疸，停药后可恢复。慢性肝病、酒精中毒患者和老人单用利福平或与 INH 并用时，肝损伤发生率增加。了解利福平的体内过程特点。

3. 乙胺丁醇　熟悉本药作用特点为单用抗药性产生较慢，与其他抗结核病药之间无交叉抗药性。毒性小。不良反应和防治措施：（1）球后视神经炎：视力减退、红绿色盲，及时停药可恢复；（2）偶见胃肠道反应。

4. 对氨水杨酸　了解本药作用特点为抑制结核杆菌作用及穿透力弱，但不易产生抗药性，并可延缓细菌产生抗药性。临床作为治疗结核病的辅助药。熟悉不良反应有：(1)胃肠道反应：饭后服用；(2)肾脏损害：宜多饮水，避免吃酸性食物；(3)肝损害；(4)过敏反应。

（二）抗麻风病药

了解砜类化合物是目前最重要的抗麻风病药。常用药物氨苯砜和利福平，可口服，有肠肝循环。其对麻风杆菌有较强作用，麻风杆菌可产生抗药性，是治疗麻风病的首选药物。其不良反应有：胃肠道反应，可加服碳酸氢钠；贫血和发绀常见；诱发麻风反应等。

测　试　题

一、单选题

1. 具有治疗和预防结核病的药物是（　　）

A. 利福平

B. 链霉素

C. 乙胺丁醇

D. 吡嗪酰胺

E. 异烟肼

2. 下列对异烟肼叙述错误项是（　　）

A. 对结核菌有高度选择性

B. 疗效好，副作用少

C. 结核菌不易产生抗药性

D. 价格低廉

E. 可口服

3. 对抗麻风病药氨苯砜的叙述错误项是（　　）

A. 直接抑制麻风杆菌

B. 可口服

C. 消除快不易蓄积

D. 不良反应是贫血

E. 是抗麻风病的首选药

4. 与维生素 B_6 合用可预防周围神经炎的药物是（　　）

A. 利福平

B. 异烟肼

C. 链霉素

D. 乙胺丁醇

E. 吡嗪酰胺

5. 下列常与异烟肼合用易引起肝损害的药物是（　　）

A. 利福平

B. 链霉素

C. 对氨水杨酸

D. 吡嗪酰胺

E. 乙胺丁醇

6. 下列可引起球后视神经炎的抗结核药物是（　　）

A. 异烟肼

B. 利福平

C. 链霉素

D. 吡嗪酰胺

E. 乙胺丁醇

二、多选题

1. 利福平抗结核作用的特点是（　　）

A. 抗菌谱广

B. 结核杆菌不易产生抗药性

C. 应空腹服药

D. 抗结核杆菌作用强

E. 对耐药金葡菌无效

2. 抗结核药联合应用的目的是（　　）

A. 扩大抗菌谱

B. 增强疗效

C. 延缓耐药性的产生

D. 降低不良反应

E. 减少各药用量

3. 二线抗结核病药包括（　　）

A. 利福平

B. 对氨水杨酸

C. 链霉素

D. 乙胺丁醇

E. 吡嗪酰胺

4. 一线抗结核病药包括（　　）

A. 异烟肼

B. 利福平

C. 乙硫异烟胺

D. 乙胺丁醇

E. 对氨水杨酸

5. 产生抗药性较缓慢的药物是（　　）

A. 异烟肼

B. 利福平

C. 乙硫异烟胺

D. 乙胺丁醇

E. 对氨水杨酸

6. 一线抗结核病药的作用特点是（　　）

A. 疗效好

B. 毒性较小

C. 抗菌作用弱

D. 毒性较大

E. 抗菌谱广

7. 二线抗结核病药的作用特点是（　　）

A. 疗效好

B. 毒性较小

C. 抗菌作用弱

D. 毒性较大

E. 抗菌谱广

三、问答题

1. 简述异烟肼的不良反应和防治措施。
2. 简述利福平的不良反应和防治措施。
3. 简述乙胺丁醇的不良反应和防治措施。
4. 抗结核病药分类。

参考答案

一、单选题

1.E　2.C　3.C　4.B　5.A　6.E

二、多选题

1.ACD　2.BCDE　3.BE　4.ABD　5.DE　6.AB　7.CD

三、问答题

1. (1) 肝脏毒性反应：注意观察肝功能不良症状，并安排病人定期检查肝功能。用药期间，应禁酒；(2) 神经毒性反应：注意观察神经系统反应，长期服用异烟肼时，应加服维生素 B_6；(3) 异烟肼可干扰正常糖代谢，并可使糖尿病恶化，因此糖尿病人应用此药时，应注意观察糖尿病的病情变化；(4) 一般应空腹服药，如服用后胃肠反应较重，可改为饭后服用。抗酸药能抑制异烟肼吸收，所以不要与异烟肼同服。
2. (1) 晨起早餐前1小时顿服；(2) PAS、巴比妥类及利眠宁可减少本品在肠道的吸收，故不能同服；(3) 肝损害：注意观察肝功能不良症状，并安排病人定期检查肝功能。用药期间，应禁酒；(4) 胃肠道反应；(5) 过敏反应：出现时应停药；(6) 预先告诉病人，利福平及其代谢产物呈桔红色。
3. (1) 视神经炎：告诉病人如果出现视力减退，对红绿色分辨能力减低时，应及时向医护人员报告，并定期安排病人作视力和辨色力检查。向病人解释眼部症状停药后易于恢复，以减少惊恐；(2) 胃肠道反应：为减少胃肠道反应，可在用餐时服药。
4. 分为两类：(1) 第一线抗结核病药：包括异烟肼、利福平和乙胺丁醇等。本类药物疗效好，毒性较小，但易产生抗药性；(2) 第二线抗结核病药：包括对氨水杨酸、乙硫异烟胺等。本类药物抗菌作用弱，毒性较大，但产生抗药性较慢。

（杨燕琼）

第三十七章　抗恶性肿瘤药

学习要点

了解细胞增殖周期的概念

1. 增殖细胞群　细胞从一次分裂结束起到下一次分裂完成为止的时间称为细胞增殖周期。增殖周期中的细胞能不断按指数分裂繁殖，是肿瘤增长的指标，这部分细胞在肿瘤全细胞群中的比例称生长比率（GF），生长迅速的肿瘤，GF较大。按细胞内DNA含量变化，增殖期中的细胞可分为①M期：分裂期　②G_1期：DNA合成前期　③S期：DNA合成期　④G_2期：DNA合成后期。

2. 非增殖细胞群

静止期（G_0）期细胞：暂不增殖的后备细胞。肿瘤的G_0期细胞是肿瘤复发的根源，且对药物不敏感。

无增殖力细胞（已分化细胞）：这部分细胞有生理功能，无增殖能力，在肿瘤中这部分细胞很少。

死亡细胞

掌握抗肿瘤药按细胞增殖周期分类

1. 周期非特异性药物：作用于增殖细胞群中各期细胞并杀灭之。

烷化剂：氮芥、环磷酰胺。

抗肿瘤抗生素：丝裂霉素、柔红霉素。

激素类：肾上腺皮质激素、雄激素、雌激素。

2. 周期特异性药物

作用于S期：抗代谢药：甲氨蝶呤

抗嘧啶药：氟尿嘧啶、阿糖胞苷

抗嘌呤药：巯嘌呤

作用于M期：长春碱

作用于G_1期：L－门冬酰胺酶

熟悉常用的抗肿瘤药物的作用特点、应用和不良反应

1. 烷化剂：环磷酰胺　属氮芥类，体外无抗癌活性，进入体内后在肿瘤细胞内分解出强大烷化作用的磷酰胺氮芥，与DNA发生烷化作用而抗肿瘤。临床对恶性淋巴瘤、急性淋巴性白血病、儿童神经母细胞瘤等疗效显著。对其他多种癌症也有效。不良反应有抑制骨髓造血功能、胃肠道反应、脱发等。用药期间应密切注意血象变化，常用大剂量间歇疗法。

顺铂　对睾丸癌疗效好，对卵巢癌、鼻咽癌、软组织肉瘤、恶性淋巴瘤也有效。不良反应有肾脏、听力损害及消化道症状，也可引起骨髓抑制。

2. 抗肿瘤抗生素：此类药物与肿瘤细胞DNA交叉联结或破坏DNA的基本结构，干扰DNA的复制或转录，多与其他抗肿瘤药合用。不良反应为骨髓抑制。常用药有柔红霉素、

博莱霉素等。

3. 激素类：此类药物有一定选择性，只对某类肿瘤有效。肾上腺皮质激素对急性淋巴性白血病、恶性淋巴瘤、何杰金病、慢性淋巴性白血病疗效较好。药物有强的松、强的松龙等；雄激素用于绝经前后的晚期乳腺癌，如丙酸睾丸酮等；雌激素用于女性绝经十年以上的晚期乳腺癌和前列腺癌，如已烯雌酚等。

4. 抗代谢药

甲氨蝶呤　通过抑制二氢叶酸还原酶活性而抑制 DNA 的合成，产生抗癌作用。对急性白血病、绒毛膜上皮癌、恶性葡萄胎、成骨肉瘤疗效较好，不良反应有消化道症状和骨髓抑制。

巯嘌呤　可阻止肌苷酸转化为腺苷酸和鸟苷酸，干扰嘌呤代谢，阻碍 DNA 合成。对儿童急性淋巴性白血病疗效较好。不良反应同甲氨蝶呤。

氟尿嘧啶　氟尿嘧啶可抑制脱氧胸苷酸合成酶的活性，阻止脱氧尿苷酸转变为脱氧胸苷酸，从而抑制 DNA 的生物合成，S 期作用最明显。对胃、结肠、肝、胰腺、食管等消化系统癌和乳腺癌疗效较好。本药毒性大，骨髓抑制明显。

阿糖胞苷　阿糖胞苷是通过抑制 DNA 多聚酶的活性，阻止 DNA 的合成。对急性粒细胞性白血病疗效最好，对其它白血病也有效。

5. 植物类药

本类药物大部分是 M 期特异性药物，能抑制蛋白质合成，抑制纺锤体形成，抑制有丝分裂，使细胞分裂停止在分裂中期。对多种肿瘤都有疗效。主要不良反应是骨髓抑制和消化道症状。常用药物有长春碱等。喜树碱是通过破坏 DNA 结构，抑制 DNA 合成，主要作用于 S 期。

了解抗恶性肿瘤药的合理应用：大剂量间歇疗法；序贯疗法；联合疗法。

测　试　题

一、单选题

1. 主要作用于 M 期的抗癌药（　　）
   A. 甲氨蝶呤
   B. 长春新碱
   C. 氟尿嘧啶
   D. 环磷酰胺
   E. 巯嘌呤
2. 长期应用抗癌药的主要不良反应是（　　）
   A. 口腔炎
   B. 抑制骨髓造血功能
   C. 出血性膀胱炎
   D. 周围神经炎
   E. 肾脏毒性
3. 氟尿嘧啶的作用机制（　　）
   A. 妨碍纺锤丝形成
   B. 抑制蛋白质合成
   C. 阻碍 RNA 转录
   D. 破坏 DNA 结构和功能
   E. 妨碍 DNA 合成
4. 特异作用于 S 期的药物是（　　）
   A. 环磷酰胺
   B. 噻替哌
   C. 丝裂霉素 C
   D. 长春新碱
   E. 甲氨蝶呤
5. 下列对骨髓无抑制作用的药物是（　　）
   A. 秋水仙碱

B. 甲氨蝶呤
C. 阿糖胞苷
D. 肾上腺皮质激素
E. 氟尿嘧啶

6. 在体外无抗癌活性的药物是（　　）
A. 环磷酰胺
B. 顺铂
C. 丝裂霉素
D. 甲氨蝶呤
E. 长春新碱

7. 白消安适用于（　　）
A. 慢性粒细胞性白血病
B. 急性粒细胞性白血病
C. 急性淋巴细胞性白血病
D. 慢性淋巴细胞性白血病
E. 多发性骨髓瘤

8. 禁用于绝经前乳腺癌的药物是（　　）
A. 雄激素
B. 己烯雌酚
C. 环磷酰胺
D. 氟尿嘧啶
E. 噻替哌

9. 抑制二氢叶酸还原酶的药是（　　）
A. 阿糖胞苷
B. 甲氨蝶呤
C. 氟尿嘧啶
D. 长春碱
E. 更生霉素

二、多选题

1. 需经体内转化才有抗癌作用的药物有（　　）
A. 氟尿嘧啶
B. 巯嘌呤
C. 阿糖胞苷
D. 环磷酰胺
E. 顺氯氨铂

2. 干扰细胞纺锤丝形成的药物是（　　）
A. 长春新碱
B. 秋水仙碱
C. 环磷酰胺
D. 阿糖胞苷
E. 门冬酰胺酶

3. 植物类抗癌药有（　　）
A. 长春碱
B. 氟尿嘧啶
C. 喜树碱
D. 白消安
E. 甲氨蝶呤

4. 对环磷酰胺疗效显著的恶性肿瘤有（　　）
A. 恶性淋巴瘤
B. 急性淋巴细胞性白血病
C. 肝癌
D. 食管癌
E. 儿童神经母细胞瘤

三、问答题

1. 抗癌药应用原则？
2. 甲氨蝶呤的作用机制和主要应用？
3. 大剂量间歇疗法有哪些优点？

参考答案

一、单选题

1.B　2.B　3.C　4.E　5.D　6.A　7.A　8.B
9.B

二、多选题

1.AD　2.AB　3.AC　4.ABE

三、问答题

1. 主要应用以下原则：
①肿瘤细胞周期：增长缓慢的实体瘤，G_0 期细胞多，应先使用周期非特异性药，使瘤体缩小使 G_0 期细胞进入增殖期，再用周期特异性药物杀灭。相反，对生长比率高的肿瘤如急性白血病等，应先用周期特异性药物，杀灭 S 期或 M 期细胞，然后再用周期非特异性药物杀灭其他各期细胞。待 G_0 期细胞进入周期时，重复上述疗程。
②作用机制：不同作用机制的药物合用，一般可增强疗效。
③药物毒性：多数均有抑制骨髓的副作用，但如强的松、长春碱等则较少抑制骨髓，可将此类药联合用药。
④根据抗癌谱选药。
⑤给药方法：大剂量间歇疗法比小剂量连续给药优点多，可发挥最大作用，又有利于造血系统和免疫系统的修复。
2. 甲氨蝶呤的作用机制：因其化学结构与叶酸相似，可抑制二氢叶酸还原酶的活性，使二氢叶酸不能还原成四氢叶酸，进而抑制 DNA 的生物合成，产生抗癌作用。主要用于儿童急性白血病和绒毛膜上皮癌。也可用于牛皮癣、同种骨髓移植、器官移植，及类风湿性关节炎等。
3. 大剂量间歇疗法的优点：
①一次大剂量给药所杀灭的癌细胞远高于分次用药所能杀灭癌细胞之和。
②一次大剂量给药能较多杀灭增殖期细胞，诱导 G_0 期细胞转入增殖期，增加肿瘤细胞对药物的敏感性。③有利于造血系统和免疫系统的修复。

（唐　玉）

第三十八章　影响免疫功能的药物

学 习 要 点

本类药物是通过影响免疫应答反应和免疫病理反应而调节机体的免疫功能，防治免疫功能异常所致的疾病。

了解免疫抑制剂的作用特点：①缺乏选择性；②对初次免疫应答反应抑制作用强。③药物作用与给药时间及抗原刺激的时间间隔和先后顺序有关；④多数免疫抑制剂有非特异性抗炎症作用。

熟悉免疫抑制剂临床多用于：①自身免疫性疾病：缓解症状；②器官移植：防止机体的排异反应。不良反应：①感染。②致癌。③不育及致畸。

了解免疫增强剂的作用特点：①增强机体非特异和特异性免疫功能；②加速诱导免疫应答反应。③具有免疫替代作用或对机体的免疫功能具有双向调节作用。临床用于免疫缺陷性疾病，恶性肿瘤的免疫治疗及难治性细菌或病毒感染。

熟悉常用的免疫抑制剂（肾上腺皮质激素、环孢素 A）和免疫增强剂（干扰素、左旋咪唑）。

测 试 题

一、单选题

1. 植物药增强免疫功能的主要有效成分是（　　）

A. 生物碱类
B. 有机酸类
C. 黄酮甙类
D. 多糖类
E. 多肽类

2. 左旋咪唑抗类风湿性关节炎的作用是（　　）

A. 激发 T_S 细胞对 B 细胞的调节功能
B. 激发 Th 细胞对 B 细胞的调节功能
C. 提高患者血中 IgG 水平
D. 提高患者血中 IgE 水平
E. 减少 PG 合成

3. 常用于器官移植的免疫抑制剂是（　　）

A. 强的松
B. 环磷酰胺
C. 环孢素 A
D. 硫唑嘌呤
E. 地塞米松

4. 环孢素 A 可影响（　　）

A. 巨噬细胞
B. NK 细胞
C. T 细胞
D. B 细胞
E. 以上都不是

5. 治疗自身免疫性溶血性贫血的首选药是（　　）

A. 环磷酰胺
B. 硫唑嘌呤
C. 甲氨蝶呤

D. 波尼松

E. 叶酸

二、多选题

1. 肾上腺皮质激素抑制免疫反应的环节有（　　）

A. 干扰体液免疫

B. 抑制巨噬细胞吞噬功能

C. 淋巴细胞崩解破坏

D. 效应期的抗炎症作用

E. 抑制 T 细胞增殖

2. 用于肾移植抗排斥反应的药物有（　　）

A. 波尼松

B. 抗淋巴细胞球蛋白

C. 硫唑嘌呤

D. 左旋咪唑

E. 多糖类

3. 治疗类风湿性关节炎的药物有（　　）

A. 波尼松

B. 左旋咪唑

C. 保泰松

D. 苯海拉明

E. 大剂量阿司匹林

4. 免疫抑制药的作用特点是（　　）

A. 缺乏选择性

B. 作用与给药时间有关

C. 对初次免疫应答作用强，对再次免疫应答作用弱

D. 有抗病毒作用

E. 某些具有抗肿瘤作用

5. 免疫抑制剂常见的不良反应有（　　）

A. 感染

B. 过敏反应

C. 致癌

D. 脱发

E. 不育

6. 免疫增强剂临床常用于治疗（　　）

A. 免疫缺陷性疾病

B. 恶性肿瘤的辅助治疗

C. 难治性细菌感染的辅助治疗

D. 难治性病毒感染的辅助治疗

E. 器官移植

三、问答题

1. 简述常用免疫抑制剂及其不良反应。
2. 简述免疫增强药的作用及应用。

参考答案

一、单选题

1.D　2.A　3.A　4.C　5.D

二、多选题

1，ABCDE　2.ABC　3.ABCE　4.ABCE　5.ACE　6.ABCD

三、问答题

1. 药物有糖皮质激素、环磷酰胺、环孢霉素 A 和硫唑嘌呤。不良反应有感染、致癌、不育和致畸。

2. 此类药能激活一种或多种免疫活性细胞，增强机体的非特异性和特异性免疫功能，使低下的免疫功能恢复正常，或具有佐剂作用，增强与之合用的抗原的免疫原性，加速诱导免疫应答反应，或能代替体内缺乏的免疫活性成分，具有免疫替代作用，或对机体的免疫功能具有双向调节作用等。临床用于免疫缺陷病、恶性肿瘤的免疫治疗和难治性细菌或病毒感染。

（唐　玉）

第三十九章　抗寄生虫病药

学习要点

（一）抗疟药

了解抗疟药的分类：主要用于控制症状的药物（氯喹、奎宁、青蒿素），主要用于控制复发和传播的药物（伯胺喹），主要用于预防的药物（乙胺嘧啶）。

1. 氯喹　熟悉本药的作用及用法，氯喹是控制疟疾临床症状的首选药，治疗肠外阿米巴，大剂量治疗自身免疫性疾病。主要不良反应有胃肠道反应，宜饭后服用，长期应用可致视网膜病变，应定期作眼科检查。

2. 奎宁　本药可静脉给药，临床用于脑型疟疾的抢救，熟悉该药不良反应，如金鸡钠反应、心脏抑制和局部刺激等。

3. 青蒿素　作用于疟原虫红细胞内期，临床主要用于抗药的恶性疟的治疗。

4. 伯胺喹　本药是控制各种疟疾传播和良性疟疾的首选药。了解其毒性大，遇有溶血和贫血现象应停药。

5. 乙胺嘧啶　熟悉本药是疟疾病因性预防的首选药，在长期用药过程中应定期检查血象，以防巨幼红细胞性贫血和白细胞减少。

（二）抗阿米巴病药和抗滴虫病药

了解抗阿米巴病药按疗效分：对肠内外阿米巴都有效（甲硝唑、依米丁）、对肠内阿米巴有效（卡巴胂）和对肠外阿米巴有效（氯喹）三类。

常用药物有：

1. 依米丁　又名吐根碱。本药用于治疗急性阿米巴痢疾，对阿米巴肝脓肿效果好。该药毒性大，了解不良反应有心脏毒性、胃肠道反应、神经肌肉症状和局部刺激症状。

2. 甲硝唑　又名灭滴灵。本药作用和毒性小、疗效高，临床主要用于治疗阿米巴痢疾和阿米巴肝脓肿，也是治疗阴道滴虫的首选药，并用于治疗厌氧菌引起的感染。熟悉其用法、不良反应。

（三）抗血吸虫病药和抗丝虫病药

了解吡喹酮是治疗血吸虫病的首选药，乙胺嗪是治疗丝虫病的首选药。

（四）驱肠虫药：熟悉常用的驱肠虫药的临用应用。

驱蛔虫可选用哌嗪、噻嘧啶、左旋咪唑、阿苯达唑等。

驱蛲虫以扑蛲灵、噻苯唑为首选药。

驱钩虫以噻嘧啶为首选药。

驱鞭虫可选用噻嘧啶、噻苯唑、酚嘧啶等。

驱绦虫可选用鹤草酚和氯硝柳胺等。

测 试 题

一、单选题

1. 具有抗疟和抗阿米巴作用的药物是 （　　）
A. 青蒿素
B. 氯喹
C. 奎宁
D. 乙胺嘧啶
E. 甲硝唑

2. 控制疟疾临床症状的首选药是（　　）
A. 乙胺嘧啶
B. 甲硝唑
C. 氯喹
D. 青蒿素
E. 伯氨喹

3. 易致心脏毒性的抗阿米巴药物是（　　）
A. 伯氨喹
B. 甲硝唑
C. 乙胺嘧啶
D. 依米丁
E. 氯喹

4. 能抑制乙醇代谢的抗阿米巴药是（　　）
A. 甲硝唑
B. 氯喹
C. 乙胺嘧啶
D. 伯氨喹
E. 依米丁

5. 可治疗肠内外阿米巴病的药物是（　　）
A. 卡巴胂
B. 氯喹
C. 伯氨喹
D. 甲硝唑
E. 乙胺嘧啶

6. 具有抗阿米巴和抗滴虫作用的药物是 （　　）
A. 依米丁
B. 氯喹
C. 伯氨喹
D. 甲硝唑
E. 乙胺嘧啶

7. 具有抗血吸虫病和抗绦虫的药物是 （　　）
A. 阿苯达唑
B. 左旋咪唑
C. 吡喹酮
D. 噻苯唑
E. 甲硝唑

8. 具有提高免疫功能的驱肠虫病药物是 （　　）
A. 阿苯达唑
B. 左旋咪唑
C. 噻苯唑
D. 甲硝唑
E. 吡喹酮

9. 控制疟疾复发和传播的药物是（　　）
A. 依米丁
B. 氯喹
C. 伯氨喹
D. 甲硝唑
E. 乙胺嘧啶

10. 治疗蛲虫首选药是（　　）
A. 左旋咪唑
B. 恩波维铵
C. 噻嘧啶
D. 酚嘧啶
E. 鹤草酚

二、多选题

1. 下列对甲硝唑描述正确项是（　　）
A. 抗阿米巴原虫
B. 抗疟原虫
C. 抗厌氧菌

D. 用于治疗滴虫病

E. 妊娠早期禁用

2. 吡喹酮可治疗（　　）

A. 蛔虫病

B. 血吸虫病

C. 蛲虫病

D. 绦虫病

E. 疟疾

3. 氯喹的作用和用途是（　　）

A. 抑制红细胞内期疟原虫

B. 抑制免疫作用

C. 治疗肠外阿米巴病

D. 治疗鞭虫感染

E. 有驱绦虫作用

4. 具有驱蛔虫和驱蛲虫作用的药有（　　）

A. 哌嗪

B. 噻嘧啶

C. 阿苯达唑

D. 扑蛲灵

E. 甲硝唑

参考答案

一、单选题

1.B　2.C　3.D　4.A　5.D　6.D　7.C　8.B　9.C　10.B

二、多选题

1.ACDE　2.BD　3.ABC　4.ABC

（郭　维）

第四十章　消毒防腐药

学习要点

（一）总论：熟悉消毒防腐药的概念，消毒药是指能迅速杀灭病原微生物的药物，防腐药是指能抑制微生物生长繁殖的药物。本类药主要用于体表、器械、器具、排泄物及环境等消毒外用。了解消毒防腐药的作用机制主要通过以下几种方式：(1) 原浆毒可使细菌蛋白质凝固变性，(2) 干扰病原微生物酶系统，(3) 氧化作用，(4) 破坏细胞膜或改变膜通透性等。

熟悉影响本类药物作用的因素很多，除药物本身的理化性质外，还与药物使用的浓度和时间、配制中所用的溶媒及药物之间相互作用等都有关系。另外，浓度越高，作用时间越长，其消毒效果越好，但对组织的刺激性也就越大，因此临床应用选择最合适的浓度和配制方法很重要。

（二）各论：掌握消毒防腐药的主要分类有　(1) 苯酚及其衍生物类，如苯酚（石炭酸），(2) 醇类，如乙醇（酒精），(3) 醛类，如甲醛（福尔马林）、戊二醛，(4) 酸类，如硼酸、乳酸，(5) 卤素及其化合物类，如含氯石灰（漂白粉），碘、碘伏，(6) 氧化剂，如高锰酸钾、过氧化氢溶液（双氧水）　(7) 重金属化合物类，如汞溴红（红汞）　(8) 表面活性剂，如苯扎溴铵（新洁尔灭）　(9) 染料类，如甲紫（龙胆紫）　(10) 其他，如环氧已烷。

了解上述各类药物的作用特点、不良反应、禁忌证和药物应用的注意事项。

测试题

问答题

1. 简述消毒防腐药的概念。
2. 简述消毒防腐药可通过哪些作用机制产生作用?
3. 影响消毒防腐药物作用的因素有哪些?

参考答案

1. 消毒药是指能迅速杀灭病原微生物的药物，防腐药指能抑制微生物生长繁殖的药物。
2. 消毒防腐药通过 (1) 使细菌蛋白质凝固变性，(2) 干扰病原微生物酶系统，(3) 氧化作用，(4) 破坏细胞膜或改变膜通透性等方式产生作用。
3. 除药物本身的理化性质外，还与药物使用的浓度和时间，配制中所用的溶媒及药物间的相互作用等，都可能影响药物的作用。

（李　宁）

第四十一章　维生素

学习要点

维生素是机体正常代谢的必要物质，可分为水溶性和脂溶性两类。

了解水溶性维生素包括有维生素 B_1、B_2、B_6、烟酸、烟酰胺和维生素 C 等。脂溶性维生素有维生素 A、D、K、E 等。

熟悉常用水溶性维生素的应用及其不良反应：维生素 B_1 临床主要用于防治脚气病，也可作为神经炎、心肌炎、营养不良等的辅助治疗，不良反应有皮疹等，但少见；维生素 B_2（核黄素）主要用于舌炎、口角炎、角膜炎等核黄素缺乏症，不良反应少见，宜饭后服药；维生素 B_6 用于防治异烟肼中毒引起的精神兴奋和周围神经炎等，也用于妊娠、放射病及抗癌药所致呕吐等，不良反应少见；烟酸主要治疗糙皮病、对舌炎、口炎、顽固性腹泻等也有效，烟酸具有扩张外周血管作用，大剂量可用于治疗内耳眩晕症和外周血管疾病如冻疮等；维生素 C（抗坏血酸）用于防治坏血病，也用于各种急、慢性传染性疾病、肝损害及紫癜等的辅助治疗，大剂量可治疗克山病急性发作等，一般剂量无毒性，长期大量服用偶可引起尿酸盐、草酸盐结石等。

熟悉脂溶性维生素的应用和不良反应：维生素 A 主要用于防治夜盲症、角膜软化症、干眼病及皮肤粗糙等维生素 A 缺乏症，大量摄入维生素 A 可引起急、慢性中毒；维生素 D 用于佝偻病、骨软化症及甲状腺功能低下等的防治；维生素 E 主要用于维生素 E 缺乏症，也用于进行性肌营养不良、神经系统、心血管系统等疾病的辅助治疗，长期大量服用可引起视力模糊、乳腺肿大、腹泻、头晕等症状。

测试题

问答题

1. 简述维生素的分类及各类主要包括有哪些药?
2. 常用水溶性维生素及其主要临床作用。
3. 常用脂溶性维生素及其主要临床应用。

参考答案

1. 维生素可分为水溶性和脂溶性两类。水溶性维生素包括有维生素 B_1、B_2、B_6、烟酸、烟酰胺和维生素 C 等；脂溶性维生素有维生素 A、D、K、E 等。
2. 维生素 B_1 临床主要用于防治脚气病，也可作为神经炎、心肌炎、营养不良等的辅助治疗；维生素 B_2（核黄素）主要用于舌炎、口角炎、角膜炎等核黄素缺乏症；维生素 B_6 用于防治异烟肼中毒引起的精神兴奋和周围神经炎，也可用于妊娠、放射病及抗癌药所致呕吐等；烟酸主要治疗糙皮病，对舌炎、口炎、顽固性腹泻等症有效，大剂量可治疗内耳眩晕症和外周血管疾病；维生素 C 用于防治坏血病，也可用于急、慢性传染性疾病、肝损害及紫癜等辅助治疗，大剂量可治疗克山病急性发作。

3. 维生素 A 主要用于防治夜盲症、角膜软化症、干眼病及皮肤粗糙等；维生素 D 用于佝偻病、骨软化症及甲状腺功能低下等防治；维生素 E 用于进行性肌营养不良、神经系统、心血管系统等疾病的辅助治疗。

（李　宁）

第四十二章　水、电解质平衡调节药

学 习 要 点

机体细胞内、外所含电解质不同，但相互保持着动态平衡。电解质正常值变化范围小，稍偏离正常值就会迅速导致人体生理功能发生明显变化，如表现有脱水、液体潴留或酸碱平衡失调等。

常用电解质平衡调节药有氯化钠、氯化钾、氯化钙、葡萄糖酸钙等，了解其作用特点和临床应用。

常用酸碱平衡调节药：碱化剂有碳酸氢钠、乳酸钠和氨丁三醇等；酸化剂有氯化铵等，了解其作用特点和应用。

（肖顺贞）